検査ができない!?
専門医がいない!?

現場で役立つ
呼吸器診療レシピ

長尾大志［著］
Taishi Nagao

南江堂

序文

　滋賀医科大学に赴任して10年以上経ちますが，ずっと変わらないのが，「滋賀県に呼吸器内科専門医が少ない」という課題です．大学で頑張っていて，少しずつ呼吸器内科医を育ててはおりますが，かなりの規模の病院なのに，呼吸器内科医がいないという施設は県下にまだまだたくさんあります．

　全国各地の病院さん，医師会さんでも，伺った先での事情，特に呼吸器診療の実情をお尋ねするのですが，滋賀県同様，いやそれ以上に「呼吸器内科専門医がいなくて困っている」というお話をよく耳にします．

　「このあたりには呼吸器内科医がいないので，気管支鏡をできる施設がない」「気管支鏡は○○先生が昔習ったことがあってできるが，洗浄と採痰ぐらいしかできない」「BAL（気管支肺胞洗浄）ができない」…

　「呼吸機能検査は器械もなく，できない」「技師さんが足りずできない」「点数があまり取れないからやっていない」…

　「呼吸器内科医がいないので，間質性肺炎の治療は何となくステロイドを投与しているが，これでいいのかわからない」「MAC症と診断したけれども，治療してよいのかどうかわからない」…

　「肺がんの化学療法は呼吸器科ではなく○○科医がやっているが，これで正しいのかわからない」…

　検査ができない，呼吸器の医師がいない，だから，診断が適当になって，診療そのものまで適当になる…，これでは困るのは患者さんです．日本にはまだまだそういう事情の地域が見受けられる現状があります．事情は事情として仕方がないとしても，その状況でできるかぎり質の高いアウトカムを提供していただくために，どうすればいいでしょうか．

自分にできることとして，呼吸器に理解がある医師を育てる，ということをミッションとして頑張っていますが，現状を少しでもよくする方策として，情報提供が有用ではないか，と思うに至りました．

　世の中には質の高いガイドラインや書籍がたくさんあり，こういう疾患のときにはこうするのがよろしい，ということはだいたい広まっています．しかしながら，それらはともするとエビデンス至上主義となり，原理主義に陥る危険性もあるのではないでしょうか．

　たとえば，「COPD（慢性閉塞性肺疾患）の診断にはスパイロメトリーが必須です」，それはまったくおっしゃる通りなのですが，でも現実的に，多くの施設で，いろいろな事情からスパイロメトリーはできません．ではそこに来られた患者さんに対してはどうしたらいいのでしょうか…？

　専門医に行きなさい．それは正論．でも，地方では交通手段の確保もままなりません．通院するのに片道 3 時間以上，誰かが付き添わなくてはならない…，それでも「専門医に行きなさい」と気軽に言えるでしょうか…？

　専門医に行きなさい，という原理主義と，ここでナントカできないのか，という合理主義．どうにか折り合いをつけることはできないでしょうか，ということです．

　たとえば，地域に呼吸器内科医がいない医師会にお招きいただいて講演をした際に，質疑応答で「でも，ウチでは○○はできないんですけど，実際どうしたらいいですか？」とご質問いただいたので，それにお答えする．質疑応答では，細かなニュアンスがなかなか伝わらないので，それにいろいろと現状のエビデンスをご紹介する．そんな問答集をまとめたものがこの本と考えていただければと思います．

　参考文献は，非専門の先生方が無理なく読み進めていただけるように，日本のガイドラインを中心にご紹介しましたが，こだわりのあるところではちょいちょい英文も挟まっています．

誤解しないでいただきたいのは，決して「検査なんかしなくてもいい」「呼吸器の医師がいなくてもいい」ということではありません．しかし現状，「検査ができない」「呼吸器専門医がいない」というデメリットをできるだけ回避するには，こういう配慮が必要ですよ，ということをお示しできればと思いました．

　検査がスタンダードとなっているのには，ちゃんと理由があるのです．検査をしないとわからないことがたくさんありますから，検査をしない，ということは相応のリスクがあるということもご理解いただきたいと思います．

　この本は非専門医の先生方が日々診療をしておられる中での「お困りごと」から生まれました．ですから呼吸器のすべての項目を網羅しているわけではありませんし，教科書的な使い方は想定しておりません．少しでも現場で困っておられる先生方のお役に立てれば幸いです．

2018 年 1 月

長尾大志

目　次

Ⅲ そうだったのか！
知っておくと役立つドレナージ・漢方の知識 ……… 169

コラム

これならできる！
"せき" の鑑別診断アプローチ

- 「咳が止まらない」…，非常にコモンな訴えですね．で，このコモンな訴えの中に，数多くの疾患が潜んでいます．介入すべき疾患，放置しても自然軽快する疾患…，そこの見極めは，「あそこはヤブ」「あの先生はイイ」など患者さんの評価を分ける非常に大事なポイントにもなっています．

- そこで，「咳が止まらない」という患者さんにどういうことを尋ねていくか，自分のやり方を記していきたいと思います．
- 基本的なコンセプトとして，一般内科外来の現場でお役に立つよう，鑑別診断にはコモンな疾患，それから（見逃すと）ヤバい疾患を挙げていきます．だいたい，自分がやっている思考過程，自分の中で出てくる鑑別診断の順番をご紹介する，というつもりで解説していきます．鑑別のすべてを網羅する，ということではありませんのでご了承ください．

- **まずは必ず伺うのが 「いつからですか？」．これである程度，どんなジャンルの疾患かがわかるというものです．**

A. 急性の “せき”

1. 感冒：せいぜい数日の経過なら…

- 2，3日前から咳が出ている．そういう訴えのときに最も多いのが…，急性の気道感染症，ですね．

- 咽頭痛，鼻汁に咳嗽がおおよそこの順番で出てきて，倦怠感や微熱はあってもいずれもそれほど重症感はなく，自然軽快傾向あり，ということであれば，急性上気道炎（普通感冒）の診断はそれほど困難ではないでしょう．
- 細菌感染症と異なり，感冒やウイルス性急性上気道炎の「治療薬」なんて存在しません．ウイルス感染には当然，抗菌薬は効きませんし，感冒用の抗ウイルス薬もありません．
- 抗菌薬は使えば使うだけ，腸内細菌や環境菌の耐性を誘導しますし，副作用のことを考えますと明らかに効果が期待できない病態（ウイルス感染）であると考えるものに対し，抗菌薬を使うことは避けるべきでしょう．

- ということで「普通感冒」は自己の免疫力で治癒をはかるべきものですが，症状が強いと，そのために不眠になったり，消耗したりするため，症状緩和のために「対症療法」を行うということです（⇒p.35〜37）．

- また，患者さんが感冒でわざわざ医療機関を受診するのは，「本当にかぜだろうか」「このまま放っておいていいのか」「抗菌薬を飲まなくていいのか」「こじらせてはいないか」などなど，患者さんご自身が心配されていることもあるわけで，そのあたりのきちんとした診断，説明が大事かな，とも思います．

2. 感冒以外の急性感染症を鑑別する

肺炎を見極める

- ここで大事なことは，急性上気道炎（普通感冒）と診断した⇒その症例には抗菌薬を使わない，ということです．ですから逆に，抗菌薬や他の治療を必要とする急性の感染症は，それとしてきちんと診断しなくてはなりません.
- 急性上気道炎以外の急性疾患で，典型的な症例における診断のキーワードは，

■**急性鼻副鼻腔炎**⇒後鼻漏症状，膿性鼻汁，片側の頬部痛（圧痛）・上歯痛，うつむいて症状悪化

■**インフルエンザ**⇒周囲での流行状況，流行時期の典型的病歴

■**急性気管支炎，急性肺炎**⇒悪寒戦慄，寝汗，呼吸数増加・SpO_2（経皮的動脈血酸素飽和度）低下，crackles 聴取，喀痰グラム染色

■**気管支喘息・咳喘息の発作**⇒これまでの病歴・症状の繰り返し，wheezes 聴取，気道の可逆性

■**慢性閉塞性肺疾患（COPD）の増悪**⇒病歴，身体所見

■**急性間質性肺炎・慢性間質性肺炎の急性増悪**⇒病歴，fine crackles

■**急性心不全，急性循環不全**⇒病歴，頻脈（動悸），胸痛，身体所見

あたりです．まずはこれらの情報から大まかに診断できるかどうかです.
- で，この後は，外来のセッティングによっていささか方針が変わってきます.

■クリニックにて…
■在宅診療の場合…
■呼吸器科紹介のハードルが比較的低い…
■離島や遠隔地で，呼吸器専門医への気軽な紹介ができない…
■呼吸器内科医がいないが，検査はできる総合病院…

などなど，いろいろなパターンがあると思われますが，やはりここでは，**初期に**

適切な治療を施すべき COPD の増悪，喘息発作，間質性肺炎の急性期・増悪期，急性循環不全，それと肺炎を見落としてはいけません．これらはいずれも呼吸数の増加，SpO_2の低下を認めるわけで，呼吸数をみる，SpO_2を確認することは必須です．

- 診断が何であれ，呼吸数≧20 回/分，SpO_2<90%であれば，それはもう然るべき施設に搬送すべきです．そこまでいっていないケースでは，各種検査ができるのかどうかで，対応が変わってくると思います．

1）検査機器（パルスオキシメーター以外）が何もないクリニックの場合

- 問診と身体診察＋SpO_2から，上記の疾患（COPD の増悪，間質性肺炎の急性期・増悪期，急性循環不全，肺炎）が疑われたら，次に診断を考えます．

- 比較的急性の発症で，発熱・悪寒戦慄や寝汗，呼吸数増加・SpO_2低下，片側crackles を聴取するとなれば，急性肺炎の可能性を考えます．他の「COPD の増悪」や「喘息発作」については慢性の咳のところで後述します（⇒p.13〜16，27〜30）．ここで喀痰のグラム染色ができれば，診断に大きく寄与しますが，現実問題は難しい…，胸部 X 線写真も撮れない…となると，次には，肺炎としたときにそのまま外来でよいか，入院治療（他院への紹介・搬送）が必要かどうかを判断します．

- ここで入院が必要な状態と判断されれば，遠慮なく？　紹介されてはと思います．

- 肺炎であれば，外来で診た肺炎ですから市中肺炎として取り扱うことになります．「『医療・介護関連肺炎』があるじゃないか！」とのお叱りの言葉もあろうかと思いますが，ここはなるべくシンプルにいくことにしましょう．そこで「医療・介護関連肺炎診療ガイドライン」のエッセンスも交えながら，市中肺炎の体でお話を進めます．

- さて，日本の「成人肺炎診療ガイドライン 2017」[1]では市中肺炎の重症度評価にA-DROP を使っています．

A：Age（年齢）⇒男性≧70 歳，女性≧75 歳

D：Dehydration（脱水）⇒BUN≧21 または脱水

R：Respiration（呼吸）⇒SpO$_2$≦90%

O：Orientation（意識障害）⇒何らかの意識変容がある．

P：Pressure（血圧）⇒収縮期≦90 mmHg

各項目に該当した場合を 1 点として，A–DROP が，

0 点：軽症 ⇒外来治療

1〜2 点：中等症 ⇒外来，または入院治療

3 点以上：重症 ⇒入院治療

4 点以上：最重症 ⇒ICU 入室の上治療

となります．

- つまり，上記の項目を何も満たさなければ，外来診療可能ということになります．3 点以上だったら入院，1〜2 点の場合でも主治医の先生の裁量ということにはなりますが，入院としてもいいよ，とのお墨付きがあるわけです．

- 肺炎を外来で診療，治療するとなりますと，抗菌薬の選択をしなくてはなりません．そのためには原因菌の目星をつける必要があります．

- そこで日本の「成人肺炎診療ガイドライン」を紐解きますと，細菌性肺炎とマイコプラズマ肺炎を鑑別せよ，とあります．**細菌性肺炎であればβラクタム系（ペニシリン系，セフェム系など）の抗菌薬で治療しますが，マイコプラズマ肺炎であればマクロライド系の抗菌薬を使います．**

- これらは使い分けが必要なのでしょうか？…，必要なのです．マクロライド系薬はこれまでに濫用されつくし，肺炎球菌をはじめ多くの気道感染原因菌に効かなくなっています．ですから細菌感染ならばβラクタム系薬が常道となるわけです．

- 一方で，細胞壁を持たないマイコプラズマに対しては，細胞壁合成阻害薬であるβラクタム系薬は原理的に効きません．というか，効くわけがありません．それで蛋白合成阻害薬であるマクロライド系薬を使うのです．

- このように細菌性肺炎とマイコプラズマ肺炎は, 使う抗菌薬が真逆？ 真裏？　ですから, せめてこのどちらっぽいかぐらいは目星をつけましょうというのが, ガイドラインのコンセプトです. ガイドラインではマイコプラズマ肺炎に, 似た病態のクラミジア肺炎も加え, <u>非定型肺炎</u>として分類しています.

- 非定型肺炎の鑑別項目として,

■若年者（<60 歳）
■基礎疾患なし
■痰が出ない, またはない.
■激しい空咳がある.
■ラ音は聴かれない.

　の 5 項目のうち 3 項目以上当てはまるものを非定型肺炎の疑い, 2 項目以下であれば細菌性肺炎の疑い, と取り扱います.

- 逆に言うと,

■高齢者（≧60 歳）
■基礎疾患あり
■膿性痰が多い.
■つまり空咳ではない.
■ラ音が聴かれる.

　の 5 項目のうち 3 項目以上当てはまるものを細菌性肺炎の疑い, 2 項目以下であれば非定型肺炎の疑い, と取り扱う, ということになります.

- もっと簡単に診断できないのでしょうか？　マイコプラズマ感染症には**迅速診断キット**があります. 簡便なので取り入れている施設も少なくないようです.
- 迅速診断ではこれまでにイムノカード® という抗体を用いた検査がありましたが, これが感度・特異度とも満足できるものではありませんでした. そこで,

2013年に抗原を検知するリボテスト®マイコプラズマ，プライムチェック®マイコプラズマ抗原が発売されました．

- これらはイムノカード®よりは感度，特異度ともに優れていますが，それでも100%ではありません．たとえば非定型肺炎の診断であれば，前述の細菌性肺炎と非定型肺炎の鑑別ポイントを使って，非定型肺炎が疑われればマクロライド系薬を使えばいいわけですから，マイコプラズマ肺炎を**積極的に**診断しなくてはならない場面はそれほど多くないかもしれません．

- 重症例では原因の確認が必要でしょうし，流行の調査にも使えるでしょうが，検査結果で治療法が変わるような「肺炎に必須の検査」とはいえないように思います．

- そういうわけで，マイコプラズマ感染症の迅速診断キット，ウチでもあまり使われてはおりません．ではどういう場面で使えるか考えてみますと，むしろ肺炎と診断する前，胸部X線写真がすぐ撮れない，という場面で有効かもしれない，と思いました．

- つまり胸部X線写真を撮る施設はないが，迅速キットはあるというところで，非定型肺炎を疑うような臨床症状（⇒p.8〜9）や，繰り返しのない，長引く激しい咳（⇒p.18〜21）がある，こんなときに「マイコプラズマ感染症である⇒マクロライド投与」を後押ししてくれるツールとして使う，という感じです．

2) 在宅診療の場合

- 在宅診療の場合，設備に関しては，前項「検査機器が何もないクリニックの場合」と同じような感じでしょう．紹介⇒即，（救急）搬送，ということになることが多く，それなりのハードルがあります．ですからそこの判断は重要です．

- ただ，多くの場合，その患者さんの背景疾患などは把握していると思われるので，喫煙歴や慢性呼吸器疾患，それに心疾患や誤嚥など，肺炎のリスクとなりそうな背景があることを確認し，それに問診と身体診察で比較的急性の発症で，悪寒戦慄や寝汗，呼吸数増加・SpO_2低下，片側cracklesを聴取する，となれば急性肺炎を考えます．

- 次に，A-DROP（⇒p.5）で入院治療が必要かどうかを判断します．A-DROPの項目を何も満たさなければ外来（往診）診療可能，ということになります．**ここで問題になるのは，「往診している＝介護が必要な高齢者，身障者」ということで**

NHCAP に入ってしまう，ことです．

NHCAP（医療・介護関連肺炎）の定義
■長期療養病床または介護施設に入所している．
■90 日以内に病院を退院した．
■介護（身の回りのことしかできず，日中の 50％以上をベッドで過ごす）を必要とする高齢者，身体障害者
■通院にて継続的に血管内治療（透析・抗菌薬・化学療法・免疫抑制薬など）を受けている．

• 「成人肺炎診療ガイドライン 2017」では，NHCAP の外来治療は非定型肺炎をカバーすべし，とされています．高齢者の場合，特にクラミジア肺炎を否定することは結構難しいので，カバーせざるを得ないということでしょう．具体的な治療薬は p.57 を参照してください．

3）X 線写真が撮影できる，グラム染色ができるといったクリニックの場合

• ここでの違いは X 線写真で肺炎の診断がしやすくなる，というところです．ただし，初期であったり脱水があったりして，肺炎でも X 線写真で有意な所見が見られない（見にくい）こともありますので，X 線写真を撮る前に病歴や身体所見をよく吟味する必要があります．

• 非定型肺炎の鑑別項目として，以下のものがありました．

■若年者（＜60 歳）
■基礎疾患なし
■痰が出ない，またはない．
■激しい空咳がある．
■ラ音は聴かれない．
■（採血データがすぐに得られるセッティングであれば）採血して白血球増多がない．

クリニックによっては採血ができる，採血データがすぐに得られる，という環境があるかもしれません．白血球増多が判断できれば前述の5項目に1つを加えた，以上の6項目中4項目以上当てはまるものを非定型肺炎の疑い，3項目以下であれば細菌性肺炎の疑い，と取り扱います．

- 加えて喀痰のグラム染色ができれば，情報量はかなり増えます．貪食像があり，それっぽい菌（特に肺炎球菌）が見えれば，細菌感染症であることがわかり，治療薬まで決まってしまうわけですから…

4) 一通りの検査機器がある施設の場合

- 少なくとも正しく抗菌薬を使っていこう，ということであれば，グラム染色ができることが望ましいでしょう．
- だいたいの方針決定はこれまでに述べた通りです．これまでのセッティングであれば，入院適応⇒紹介，というかたちになるかと思いますが，入院可能な施設であれば，そのまま入院，あるいは外来通院で点滴を使ってしのぐ，というかたちになるでしょう．
- 入院であれば，抗菌薬の選択は注射薬です（⇒p.59〜63）．
- なお，グラム染色で原因菌の目星はつきますが，抗菌薬の選択を確実に行うためにはグラム染色後の培養が大事です．培養で原因菌を確認したら，可能なかぎり de-escalation（広域抗菌薬で治療開始したものを狭域に変更する）を行います．

5) レジオネラ肺炎について

- 市中肺炎のうち，特別扱いすべきものはやはり**レジオネラ肺炎**でしょう．
- レジオネラ肺炎は細胞内寄生菌により発症するので，通常肺炎でよく使われるβラクタム系抗菌薬（ペニシリン系，セフェム系）がまったく効かず，かつしばしば重症化して致命的な転帰となります．そのため，初期から正しく診断し，βラクタム系でなく正しい抗菌薬を選択する必要があるのです．
- 幸いレジオネラ肺炎は一般的な細菌性肺炎とは異なる特徴が多くみられ，特別扱いしやすいので，ぜひ特徴を覚えておきましょう．とはいっても，前述（⇒p.6）した非定型肺炎の特徴とは少し違い，レジオネラ独特のものがあるのです．

- レジオネラ肺炎の診断基準みたいなモノには，Winthrop-University Hospital criteria[2]がありますが，結構項目が多く，点数も煩雑でいささかややこしい（その割に感度，特異度が抜群に優れているわけではない）ため，点数をつけるのも大変です．点数の高い項目を覚えておく程度でよいかと思います．

陽性所見⇒これがあるとレジオネラらしい

- 頭痛　1点
- 混迷，脳障害　2点
- 無気力　3点
- 膿性痰　2点
- 軟便/下痢　3点
- 下痢のない腹痛　5点
- 下痢のある腹痛　5点
- 比較的徐脈　5点
- βラクタム系抗菌薬が無効　5点
- 急性腎不全　5点
- 低 Na 血症　1点
- 低 P 血症　4点
- 肝酵素上昇　4点
- ビリルビン高値　2点
- クレアチニン上昇　1点
- 顕微鏡的血尿　2点

陰性所見⇒これがあるとレジオネラらしくない

- 耳痛　−3点
- 乾性咳嗽，咽頭痛　−3点
- 嗄声　−3点
- 軽度〜中等度の喀血　−1点
- 胸膜痛　−2点
- 寒冷凝集素上昇　−3点

- 点数の高い項目が多いほうがレジオネラらしい，何となくニュアンスがおわかりいただけるでしょうか．臨床像として，**肺以外の臓器に由来する症状が強い肺炎**とすると覚えやすいと思います．普通の細菌性肺炎は，肺由来の症状（咳，痰，呼吸困難，低酸素，胸膜痛など）がメインで，他臓器由来の症状はあまりみられないものですが，レジオネラ肺炎では，たとえば意識障害や消化器症状（軟便，下痢，腹痛など），肝酵素上昇，急性腎不全など，他臓器由来の症状がよくみられます．
- それから普通の肺炎だけではあまり起こらない低 Na や低 P，CK 高値，比較的徐脈といった検査値，バイタルサインの異常も特徴的です．

閉塞性肺疾患の発作，増悪を診断する

- 急性の咳症状が主訴の場合の鑑別診断としては，**上気道炎や肺炎を除くと，喘息発作，COPD 増悪や，間質性肺炎の急性期・増悪期が多く，そのあたりの鑑別を進めます．**
- 検査機器が何もないような，クリニックや在宅診療の場合でも，病歴聴取がカギになってある程度見当をつけることはできるでしょう．
- 喘息，COPD や，間質性肺炎の急性期の診断には，基礎疾患の存在を確認することが重要です．既往に慢性の呼吸器疾患があるか，薬剤摂取，生活面での粉じん吸引などの間質性肺炎の原因となるものがあるか…，かかりつけ医であれば，既往にそのような病歴があるかどうかはつかんでおられるでしょう．
- **既往がハッキリしない初診の患者さんであれば，病歴や診察・検査所見から鑑別していく必要があります．そのためのポイントは，次項「長引く慢性の "せき"」で確認していきましょう．**

B.　長引く慢性の"せき"

- 数日の経過で生じてくる急性の"せき"の多くは感染症ですが，感染症によって生じた咳症状はせいぜい2週間までで，それを過ぎると，その原因は感染症以外によることが多くなってきます．そこで日本呼吸器学会の「咳嗽に関するガイドライン第2版」[1)]では，**3週間以上（8週間未満）の経過をとる"せき"症状を遷延性咳嗽**，**8週間以上続く咳を慢性咳嗽**，と定義しています．
- ただ臨床上，遷延性と慢性とを分ける意義はあまりありませんので，ここでは**3週間以上続く咳を慢性の"せき"**，として扱います．

- 慢性の"せき"をきたす原因のうち，多いのは**喫煙の刺激による咳**です．喫煙者が咳を訴える場合，まずは禁煙をしていただくことです．これは多くの疾患の予防にもつながる重要な働きかけです．禁煙で良くならない，あるいは喫煙者でない場合に，初めて慢性の"せき"として取り扱います．
- 慢性の"せき"の原因疾患として多いものは，感染後咳嗽，気管支喘息，後鼻漏，COPD，胃食道逆流，それから見逃してはならないものとして，肺がん，肺結核（気管支結核），治療に迷うことが少なくないものとして，非結核性抗酸菌症，間質性肺炎が挙げられます．
- なかでも，**プライマリケアの現場でキッチリと早期に診断をつけていただきたい疾患は，咳喘息，気管支喘息，COPD，そして肺がんと肺結核でしょう．**
- 特に喘息はできる検査に制限があっても，ある程度診断に迫ることができ，早期の治療効果が期待されますし，後鼻漏も正確な統計はありませんが，長期間悩まされて呼吸器外来に来られることが多く，診断がつくと喜ばれます．また，COPDは呼吸器コモンディジーズであるのに診断されていない頻度が高く，高齢者の日常生活活動（ADL），生活の質（QOL）を左右し，治療介入の効果が期待されるものです．

1. まずは喘息かどうか？

- 喘息のうち，喘鳴や呼吸困難といった症状があり，聴診すると wheezes を聴取し，呼吸機能で閉塞性障害をきたすような状態となるものを気管支喘息といい，症状は咳だけで聴診上異常所見がなく，呼吸機能でも異常値をとらないものを咳喘息といいます．
- 咳喘息は気管支喘息の「前段階」とも，「軽症のもの」ともいわれていますが，本質的には同じ現象（好酸球性気道炎症）が起こっており，治療に吸入ステロイド（ICS）が必要である点も共通ですから，ここでは大きく「喘息」として考えることにします．

- 喘息の診断は「ほぼ」病歴で決めていくことができますから，検査ができないセッティングでもある程度絞ることはできます．
- 「喘息予防・管理ガイドライン 2015」[1]では，喘息を「気道の慢性炎症を本態とし，臨床症状として変動性を持った気道狭窄（喘鳴，呼吸困難）や咳で特徴付けられる疾患」と定義しています．
- つまり咳（咳喘息），喘鳴・呼吸困難（気管支喘息）といった症状が「変動性を持つ」，すなわち，2015 年より前のガイドラインでいう「可逆性」や「過敏性」がある，ということが喘息の特徴であり，診断の道しるべとなるのです．

スパイロメトリーができる場合

- 可逆性をみる検査は**気道可逆性試験**といい，本来はスパイロメトリーで 1 秒量の低下がみられる場合，気管支拡張薬（短時間作用性 β_2刺激薬：SABA）の吸入前後で 1 秒量を測定し，その値の改善率が 12％以上，かつ改善量が 200 mL 以上であれば，有意な可逆性があると判断されます．なお，改善率は以下の式で求めることができます．

> **改善率（%）**＝（吸入後の 1 秒量－吸入前の 1 秒量）÷吸入前の 1 秒量×100

スパイロメトリーができない場合

- まあでも，「スパイロメトリーなんてできないよ」という施設も少なくないようです．そのときにはどうするのでしょうか．

- その場合，「可逆性」や「過敏性」を症状・症候から証明していく必要があります．典型例ではそれだけでも診断可能です．

- **可逆性**は，**「すっかり元に戻る」こと**を意味します．すなわち喘息症状がハッキリある「on」期間とまったくない「off」期間がハッキリしていて，on-off があることを指します．
- ですから，病歴聴取では「今回の症状がずっと続いているのか」「症状が（まったく）ない期間もある（波がある）のか」を尋ねるのがとても重要です．また，「これまでにも同じような症状を経験したことがあるか」「その症状がまったくなかった時期を経て，再度同じような症状が出てきたのか」も確認すべき点となります．
- 症状が起こっても，ある程度経過すると落ち着いてきて，自然に症状が軽快する，こうした経過が（特に初期の）典型的な喘息の症状となります．

- **過敏性**は，**何かのきっかけでドンと発作や悪化が起こり，ひとしきり続いてしまうこと**をいいます．悪化する要因は，温度変化（特に急な低下），湿度変化，気圧変化，運動，過換気や刺激物質（タバコ，強い臭気），アルコール，月経，妊娠などさまざまです．

- 温度や湿度の悪化要因を考慮すると，同じような気候の変化や気温差が起こる時期（季節の変わり目など）にほぼ同じ症状が現れるはずです．繰り返す症状があるかを確認するには，「去年，あるいはもっと前にも，今と同じような症状はありませんでしたか？」という質問が有効です．

- スパイロメトリーができない，気道可逆性試験ができないときに可逆性を確認する手段は，SABA を吸入して「症状がよくなるかどうか」を確認するという，主観的な指標になります．主観的ではありますが，喘息症状であれば「明らかに」

症状は改善するため，容易に判断できることが多いものです．

- 最近では，喘息が強く疑われる患者さんに，治療導入を兼ねて吸入ステロイド/吸入長時間作用性 β_2刺激薬の合剤（ICS/LABA）を投与するケースもしばしばみられます．典型例であればかなりよく効くため，スッキリ診断できます．

- 喘息と診断できれば，そのまま ICS/LABA を継続します（治療の詳細は⇒p.38～39）．

- さてこのように「喘息だ！」と診断が定まれば話は簡単ですが，現場ではいろいろなケースがあるでしょう．

ICS/LABA の効果がなかったら…

- 変動性がある慢性咳嗽，喘鳴，呼吸困難で，ICS/LABA の効果がない，となりますと，**考えるべきことはまず 4 つです．**

1）ちゃんと吸入できているか

- 吸入薬を処方した後には必ず確認しなくてはならないポイントです．ちゃんと説明しているつもりでも，驚くような使い方をされる患者さんに出会うことがあります．初回の処方をした次の診察には吸入薬を持参していただき，「効果がない」といわれたら目の前で吸入してもらって確認するよう心掛けたいものです．

2）他の病態が合併していないか

- 喘息単独であることももちろんありますが，COPD（⇒p.29），後鼻漏（⇒p.21），鼻炎・副鼻腔炎や胃食道逆流症（GERD）（⇒p.24）の合併はまれではありません．各々に特徴的な症状，所見がないか確認が必要です．

3）喘息が慢性化してしまっていないか

- 昨今は治療介入されていない患者さんでそれほど慢性の状態になっている，とい

うことは少ないとは思いますが，リモデリングが完成して変動性が失われている，という可能性もなくはありません．

4）喘息ではないのか

- 変動性の病歴を大げさに受け取ってしまうと，感染性・感染後咳嗽を喘息と考えてしまうかもしれません．くれぐれも「繰り返し」の病歴に気をつけていただきたいと思います．
- 変動性が明らかにある病歴，ということであれば，アレルギー性の要素はありそうですから，アレルギー疾患である後鼻漏，（亜急性）過敏性肺炎が鑑別に挙がってきます．後者であれば咳・呼吸困難に加えて発熱を伴うことが多いので，参考になります．またそういうことを踏まえると，喘息の診断確定にはやはり胸部 X線，胸部 CT で他疾患の除外をするのが理想である，ということになってしまいますね…

- ですからどうにもよくならず手に負えない，という場合には呼吸器専門医に紹介，ということになるでしょう．ただ，変動性あり⇒ICS/LABA が奏効，という流れを意識していただくだけでも，多くの喘息患者さんが救われるのではないか，と考えています．

コラム

呼気NO（呼気一酸化窒素：FeNO）検査

・呼吸機能検査をしていないけど，FeNOは測定してるよ！　という施設はないだろうと思いますが，昨今話題ですので取り上げておきます．

・気道内に好酸球性の炎症があると，気道内でNOが産生されることから，呼気中に含まれるNOの濃度を測定することで好酸球性炎症の評価ができるのです．かなりいろいろな条件によって値が変動し，カットオフ値が明確にある，とはいいがたい状況で，たとえば日本アレルギー学会の「喘息予防・管理ガイドライン2015」[1]では37 ppb（日本呼吸器学会の「喘息とCOPDのオーバーラップ診断と治療の手引き2018」[2]では35 ppb）を一応のカットオフ値とみなしていますが，その値は絶対的なものではありません．

・米国胸部学会（ATS）の臨床ガイドライン[3]によると，

> ■ FeNO＜25 ppb（小児＜20 ppb）：喘息の可能性が低い．吸入ステロイド（ICS）を使用する必要性が少ない．
> ■ FeNO＞50 ppb（小児＞35 ppb）：喘息の可能性が高い．ICSを使用，増量する必要がある．
> ■ FeNOが25〜50 ppb（小児で20〜35 ppb）：臨床状況を鑑みて総合判断する．

となっていまして，このぐらい幅のある考え方のほうがしっくりくるように思います．専門医として，診断はあくまで総合判断で，FeNOは絶対値よりもその変動，すなわち治療によって低下した⇒治療効果があったとか，上昇した⇒コントロールがよくないとか，そういう判断に用いるのが有用と考えています．

2. 胸部X線写真で異常なし＋喘息と決められないときの鑑別は？

- 慢性の咳，でも画像上原因疾患は見当たらない，喘息と決めつけられないときにどう考えるか．

- もちろん「慢性の咳」だけでは，喘息以外にもたくさんの鑑別診断があります．

■ on-off
■繰り返し
■過敏性

- これらが明らかではない，という場合には，

■感染症（⇒p.18～21）
■後鼻漏（⇒p.21～23）
■誤嚥（⇒p.33～34）
■ GERD（⇒p.24～25）
■ COPD（⇒p.27～30）
■気管支結核（⇒p.25～27）
■気管支内の腫瘍（⇒p.25～27）

あたりを鑑別に考える必要があります．

感染性咳嗽：マイコプラズマ，クラミジア，百日咳

- 感染症ではマイコプラズマ（*M. pneumoniae*）やクラミジア（*C. pneumoniae*），それに百日咳菌などによる細気管支炎に伴う「慢性の，激しい」咳はかなり頑固で通常の鎮咳薬も奏効とはいかず，しばしば喘息と診断されているようです．
- マイコプラズマ感染症の罹患後に気道過敏性が高まるとか，感染性の持続する咳にも ICS は効果があるとかいわれていますので，一時的に ICS を使用することは悪くはないのですが，ずっと使い続けるのは好ましくありません．

- 逆に初発の喘息で「繰り返し」のないタイミングでは，感染後咳嗽との鑑別は困難です．ですから「長引く，激しい咳」を初めて経験するという症例にICSを投与してみる，というケースもあるかもしれません．

- そういうことで診断には「時間」「経過」を味方につけることも大事です．つまり，**明らかな喘息かどうか確証がないという場合，症状が治まればICSをいったん中止し，時間の経過をみて，繰り返しがないか判断**するのです．この手順で感染性の咳嗽はおおよそ除外可能でしょう．

- 「咳嗽に関するガイドライン第2版」[1)]によると，病歴に以下のような特徴があれば，マイコプラズマ，クラミジア，百日咳菌などの感染症を疑う，とされています．

  - ■感冒様症状が先行している．
  - ■自然軽快傾向である．
  - ■周囲に同じような症状の人がいる．
  - ■経過中に膿性度の変化する痰がみられる．

- 診断のために行う検査として，以前はペア血清の抗体検査が行われていましたが，結果が出るまでに2週間以上かかります．マイコプラズマ，クラミジア，百日咳菌のいずれの場合でも，感染の治療をするのであれば病初期に抗菌薬を投与する必要があり，これでは間に合いません．

- そういうこともあって，マイコプラズマについては最近使えるようになった迅速診断キットが使われることが多いようです．感度も特異度も少し心許ないようですが，特徴的な病歴がある症例で診断を固めるのには使えるでしょう．

- ただ，成人のマイコプラズマ感染症は基本的に自然軽快しますから，早期診断・早期治療が患者さんの予後を改善する，だから積極的に検査をしなければならない，ということにはなりません．小児の場合には早期の治療が必要なので，このキットも小児科で備えられていることが多いようです．

- 百日咳の場合，ワクチン未接種の乳児が発症すると重症化する恐れがあるため，もう少し積極的に診断したいところです．患者さんご本人は病初期を過ぎていて

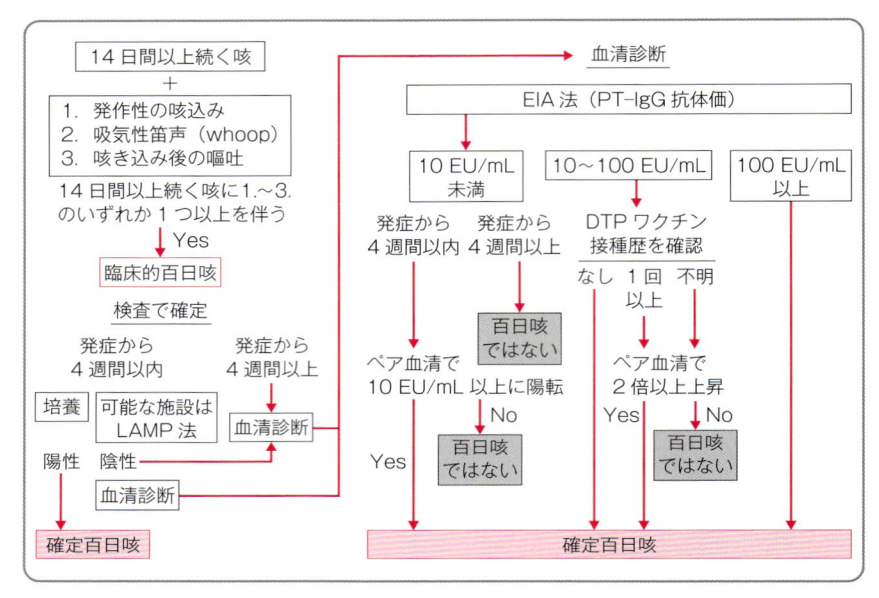

百日咳診断のフローチャート
（咳嗽に関するガイドライン第2版，p35 より許諾を得て転載）

も，抗菌薬を投与することで周囲への感染予防に役立つといわれていますし，ご本人の咳が軽減することも経験されています．

- 「咳嗽に関するガイドライン第2版」[1]には百日咳を診断するためのフローチャートがありますので，それを紹介します．

- 14日間以上続く咳があり，

■発作性の咳き込み
■吸気性笛声（whoop）：コンコンと連続で咳が出た後に息を吸うときに笛のような音がする．
■咳き込み後の嘔吐

のいずれか1つを伴う場合，臨床的に百日咳と診断します．しかし成人の場合，

なかなかこのような典型的な症状は呈さないことも多いので，次の検査による診断を考えます．

- 発症から 4 週間以内のとき，咽頭ぬぐい液の培養，PCR 法や LAMP 法（遺伝子増幅法）を行う，となっていますが，保険適用がない，そもそもできる施設が少ない，感度も低いということで，なかなかハードルが高いものです．なので，そのタイミングでも血清診断を行うことが多いです．

- 発症から 4 週間以降になると，直接菌を検出することはできませんので，血清診断を行います．こちらは保険適用もあり，役立ちます．PT（pertussis toxin, 百日咳毒素）-IgG 抗体が 100 EU/mL 以上であれば，百日咳と確定します．
- PT-IgG 抗体が 10〜100 EU/mL のときは，三種混合（DTP）ワクチンの接種歴を確認します．接種していなければこんなに上がるのは感染だ⇒百日咳確定，となります．1 回以上接種していれば，ペア血清で細菌の感染による上昇かどうかを確認します．ペア血清で 2 倍以上上昇していれば百日咳確定です．接種歴が不明なときは判定が難しいですが，少なくともペア血清で 2 倍以上の上昇がなければ，百日咳ではない，と判断します．
- PT-IgG 抗体が 10 EU/mL 未満のときは，発症から 4 週間以上経過しているかどうかで判断します．4 週間以上経過しているのに抗体価が上昇していない場合，百日咳ではない，とします．4 週間以内であれば，まだ抗体価が上昇していないタイミングの可能性もあるので，ペア血清で 10 EU/mL 以上になるかどうかを確認します．10 EU/mL 以上になれば百日咳と確定し，ならなければ違うと判断します．

後鼻漏

- 後鼻漏は，**鼻汁が後ろへ流れ込むすべての疾患で起こる「現象」**です．私自身アレルギー性鼻炎・後鼻漏持ちのため，個人的に後鼻漏には思い入れがあります．

- イヤ実際，「呼吸器内科」外来をやっていて，「咳がずっと続く」という訴えで来られる方には，後鼻漏の方がかなり含まれている印象です．しかも，それが長期間気付かれてこなかった，というケースが多いのです．

- ちょっとしたことで診断がつき，患者さんが本当に喜ばれるので，非専門の先生方にもぜひそのような経験をしていただきたいところです．咳診療が喜びになります．

- ちょっとしたこと，と書きましたが，実際はどういうことで診断するか，これはもう病歴聴取に尽きます．

- こんなことはありませんか…？

> ■痰が喉に絡み，咳が出る．
> ■痰がネバついて，引っかかってなかなか取れない．
> ■喉がイガイガする，いがらっぽい．
> ■咳払いしたくなる，咳払いして痰が切れるとスッキリする．
> ■喉に「エヘン虫」がついている．
> ■上を向く，または仰向けに寝ると咳き込む．
> ■上を向くと，（喉に粘液が流れ込んでから）えずきがある．
> ■下を向く，または腹ばいに寝ると咳は軽減する．

- 診察上は，口腔内〜咽頭を見るときに，上（鼻腔）から鼻漏が降りてきていないかどうかを確認します．一瞬だけでなく，しばらく見ていると降りてくることもありますし，呼吸によって泡ができることもありますので，少し時間をかけて観察します．
- こういう病歴，診察所見が何個あったら診断，という基準はありませんが，典型例では多く合致するものです．何例か診断すると慣れてくると思います．

- 後鼻漏の原因となる疾患は鼻疾患で，

> ■アレルギー性鼻炎・花粉症
> ■アレルギー性副鼻腔炎
> ■細菌性副鼻腔炎

が代表的です．これらの鑑別には，鼻汁・喀痰などのグラム染色や培養，それに

細胞診を行います．細菌が存在しているか，好中球がたくさん認められれば細菌感染を，好酸球が優位にみられればアレルギーの存在を考えます．

- そこまではできない，という場合，膿性鼻汁や感染徴候の有無で判断されていることが多いようです．

- 後鼻漏の薬物治療は，

■**アレルギー性鼻炎・花粉症，アレルギー性副鼻腔炎**⇒抗ヒスタミン薬，去痰薬，点鼻ステロイドなど，（鼻閉もあるなら）ロイコトリエン拮抗薬
■**細菌性副鼻腔炎**⇒抗菌薬，去痰薬，抗ヒスタミン薬など

となります．
- 慢性細菌性副鼻腔炎に対して，ダラダラと少量マクロライド，という場面をしばしば見かけますが，これはあくまで「クラリスロマイシンではなくエリスロマイシンのみ使ってみて，効果があれば続けてよし」（⇒p.85〜88）ということであるとご理解いただきたいと思います．
- 細菌性副鼻腔炎に対しては，まず去痰薬を，症状が強ければ狭域の経口抗菌薬（アモキシシリンなど）を短期間（10〜14日程度）投与して，去痰薬，エリスロマイシンを使い，鼻汁の色が透明になったら点鼻ステロイドなどを使う，そんな感じでしょうか．

- 厄介なのは，アレルギー性鼻炎・副鼻腔炎は，ものすごくコモンでありながら，決定的なコントロールはイマイチなことです．なかなか，ビシッと治まらないこともしばしばですね．そういうこともあってか，耳鼻科であまり取り合っていただけないケースもあると伝え聞きます．

- 喘息に合併した好酸球性副鼻腔炎，これまたしばしば難治ですが，ICSの経鼻呼出が効果的，とする報告があります．感染がなければ，吸入のついでにできますし，試みる価値は大いにあると思います．やり方としては，普通にICSを吸入して，息を吐くときに鼻からゆっくりめに吐き出す，というシンプルなものです．

胃食道逆流症（GERD）

- 慢性の咳の原因として胃食道逆流症（gastroesophageal reflux disease：GERD）が話題に上がるようになったのは，1990年代，私が医師になってしばらくした頃だったかと記憶しています．
- その後，喘息に合併して難治化するとか，そもそも喘息発症の原因になるとか，喘息に関わった報告が多数みられるようになり，2005年の「咳嗽に関するガイドライン」で取り上げられたことで，咳の原因としても広く知られるに至った印象です．

- GERDの診断をするには，まずは疑うことが大事です．典型的には「咳嗽に関するガイドライン第2版」[1]に診断基準として挙げられているのは，以下のような症状です．

> ■**食道の逆流症状**：胸焼け，食後胃重感，おくび（ゲップ），呑酸（酸っぱいものが上がってくる感覚），喉頭違和感
> ■**喉咽頭の逆流症状**：咳払い，喉頭痛（喉がイガイガ），嗄声
> ■**前屈位，会話，食事で増強する咳**

- 上記のような症候を呈する，他の原因に使われる薬（気管支拡張薬，ICS，抗アレルギー薬）が無効な咳に，プロトンポンプ阻害薬（PPI）を試験投与して効果があれば診断可能…，とされてはいますが，上記のような特徴的症状を呈しない症例も，決して少なくはないともいわれています．
- 咳払いや，喉がイガイガといった症状は，後鼻漏にも似た症状がありますし，必ずしも特異性の高い症状ではないのも困ったところです．そこで，咳の出る場面（前屈位をとる，会話，刺激物や脂っこい食事），咳が軽減する場面（立位をとる，飴をなめる，飲水）が手がかりになることもあります．「胸焼けはないですか？…」で終わるのではなく，丹念に症状を確認することで診断に至ることも経験されますから…

- また，頑固な咳や難治性の喘息症例では，GERDがしばしば合併しているともい

われてますので，そういう場合，あまり典型的症状がなくても，（GERD の合併を想定して）一度は PPI を試験投与してみる，というケースがあるかもしれません.

- GERD に PPI，というのはいいのですが，必ずしもビシッと？　効くわけではありません．2 週間ぐらいで効くこともあれば 2〜3 ヵ月かかることもあり，判断には時間がかかるのです.
- PPI だけでなく，リスクとなるような生活習慣（肥満，喫煙，飲酒，激しい運動，カフェイン，チョコレート，脂っこい食事，炭酸飲料，柑橘類，トマト製品など）を避ける，ということも有効なことがあります[2].
- 逆にいうと，PPI の投与だけでなく，生活習慣にも介入することで，診断，治療の質が向上する可能性があるわけです．他に，薬剤でも降圧薬として頻用されている Ca 拮抗薬をはじめ，硝酸薬，抗ヒスタミン薬，三環系抗うつ薬などは下部食道括約筋を弛緩させ，GERD を悪化させるといわれていますから，注意が必要です.

- 胸焼け＝GERD＝PPI＝すぐに効く，というだけではないことを知っておきましょう.

気管支結核，気管支内の腫瘍

- これはもう，「忘れたときにやってくる」ぐらいのレアなケースになりますが，いずれも見落としをしたくないのは間違いありません．なんてったって，結核と腫瘍ですから…
- とはいっても気管支内にあるだけで無気肺も起こしていないような病変は，なかなか単純 X 線写真では発見できず，「X 線写真では異常なし」となってしまうかもしれません．でも，咳の出る症例で全例胸部 CT，気管支鏡，というのも現実的ではありません.

- そこで，なるべく見落としを少なくするためにはどうするか.
- まず，当たり前のことではありますが，これまでに挙げた「咳の鑑別」をしっかり詰めていくことです．ここが疎か，あるいは雑になってしまうと，非典型的な

部分が多々あるのに「まあ喘息だろう」「まあ GERD かな」と思考がストップしてしまいます.

- ですから，最初に診断をつけてそれで終わりではなく，経過，治療反応性も含めて診断の見直し，振り返りをすることも重要です.
- 喘息と思って治療していたけれども，ビシッとよくならない，しばしば遭遇するケースですが，後鼻漏や GERD，COPD の合併なんかはよくあることです．それらの治療を併用することでよくなることもあります．でもでも…，考えられる治療を全部やってもやっぱりよくならない，そんなときには今一度精査が必要なのかもしれません.
- そこで比較的ハードルが低いのは，「痰を採る」ことです．痰が出るケースでは，やはり積極的に検査をしていただきたいです．細菌，抗酸菌の存在，好酸球や好中球の増多，悪性細胞の検出などなど…，得られる情報は意外に多くあるものです.
- 呼吸機能検査（スパイロメトリー）も，できない施設では仕方がありませんが，できるのであれば得られる情報は多く，有用です．閉塞性障害だけでなく，上気道の狭窄もフローボリューム曲線が特徴的なパターンになるのでわかります.

- 健常者であれば，フローボリューム曲線は左図のようになりますが…
- 上気道が狭窄していると，右図のようにその部分で呼出流速が頭打ちになるため，曲線もある速度以上が出ずに頭打ちになる，そういう曲線になります．このパターンをみれば，「上気道狭窄がある」ことがわかり，CT や気管支鏡などを行う根拠になります.

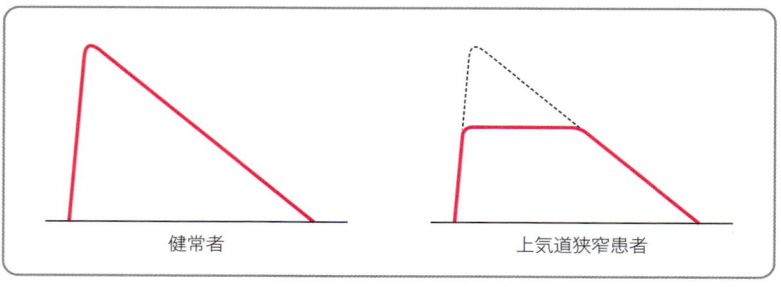

健常者　　　　　　　　　　　上気道狭窄患者

健常者と上気道狭窄患者のフローボリューム曲線の違い

- もちろん検査だけでなくて，診察上も，中枢〜頸部付近で吸気に連続性の雑音を聴取したら肺の外，上気道の狭窄があることがわかりますから，その場合にはさらなる精査を行います．

- まあでも，検査や診察ではわからない，悩ましいケースも多いです．やはり，症状が治ってしまわない，治療がうまくいかない場面では，一度は CT あたりまで精査，ということになるかもしれません．

慢性閉塞性肺疾患（COPD）

- 高齢喫煙者の呼吸器症状（咳，痰，呼吸困難）といえば，原因として最も多いのが慢性閉塞性肺疾患（chronic obstructive pulmonary disease：COPD）です．罹患率は人口の 5％以上，慢性に呼吸器症状を呈する高齢喫煙者の半分以上が COPD ともいわれています．以前よりは認知率は上がっているようですが，まだまだ診断されることが少ないといわれている COPD です．早めの介入のためにも，早めの診断をしておきたいですね．
- ですが，COPD の診断にはスパイロメトリー，呼吸機能検査が必須とされていて，なかなか小規模なクリニックや非専門医の先生方には診断していただけない場面が多いように見受けます．私たちも結局二言目には「スパイロはどうですか？」ですから….１秒率や％１秒量がわからないと話が進みません．

1）スパイロメトリーができる場合

- 日本呼吸器学会の「COPD（慢性閉塞性肺疾患）診断と治療のためのガイドライン第 4 版」[3]（注：2018 年 4 月に新版刊行予定）によれば，COPD の診断基準は，

■気管支拡張薬投与後のスパイロメトリーで 1 秒率（FEV1/FVC）が 70％未満であること
■他の気流閉塞をきたし得る疾患を除外すること

となっています．

- また，鑑別を要する疾患として挙げられているのは，

■喘息

■びまん性汎細気管支炎

■先天性副鼻腔気管支症候群

■閉塞性細気管支炎（bronchiolitis obliterans：BO）

■気管支拡張症

■肺結核

■じん肺

■肺リンパ脈管筋腫症（lymphangioleiomyomatosis：LAM）

■うっ血性心不全

■間質性肺疾患

■肺がん

です．診断基準をみるかぎり，このガイドラインには逃げ道がなくて，「スパイロせざるもの，診断するべからず」みたいな，原理主義的なところがあるのですね．

- でも，原理主義を押し通すがゆえに，診断されるべきCOPD患者さんが未診断なままでいる，というのはいかがなものか，とも思うのです．原理原則は大事ですが，患者さんのために何をするのか，という合理主義で物事を考えたいところです．

2）スパイロメトリーができない場合

- 原理主義的に申し上げると，スパイロメトリーがない，というセッティングであれば，一度は呼吸器専門医にご紹介いただき，治療指針などを定めていただきたいところです．昨今，喘息や肺線維症の合併，鑑別，それにたくさん出てきた吸入薬の使い分け，在宅酸素療法の導入・設定など，専門医がお役に立てるところは少なからずあると考えます．
- それでもどうしても，諸事情で気軽にはコンサルトできない，あるいは離島や遠隔地のようなケースもあるでしょう．そんなときに合理的にコトを進めるにはどうすればよいでしょうか．

- COPD を臨床的に診断する「妥当」な方法を考えてみましょう．それには症候からのアプローチが優れています．「喘息と COPD のオーバーラップ診断と治療の手引き 2018」[4]の表に基づいて考えてみます．

- 前述の通り，慢性に呼吸器症状を呈する高齢喫煙者の半分以上が COPD とも言われています．すなわち，慢性に咳，痰，息切れなどがあり，高齢の（少なくとも 40 歳以上），喫煙者（少なくとも 20 本×20 年以上）であれば，COPD の可能性が高いです．次に，前述の「鑑別を要する疾患」を除外する必要がありますが，その多くが，胸部 X 線写真で何らかの特徴的な所見を有しています．

- COPD は，ある程度の典型例・重症例になると胸部 X 線写真で嚢胞形成や過膨張所見などがみられ，多くの疾患と鑑別が可能です．しかし，COPD 同様に閉塞性障害が主体の，

■喘息
■閉塞性細気管支炎（BO）
■肺リンパ脈管筋腫症（LAM）

は，胸部 X 線写真で所見に乏しく，それだけではしばしば COPD（特に軽症例）との鑑別が難しいです．
- このうち，鑑別が最も問題となるのは喘息でしょう．困ったことに，しばしば COPD と喘息は合併もみられ，COPD か喘息か，はたまた COPD と喘息の合併（asthma and COPD overlap：ACO）かは，しばしば迷います．
- 診断によっては使用する薬剤も（微妙に？）異なるので（⇒p.50〜53），キッチリ診断をつけなくてはならないような気もしますが，ここは合理的に参りましょう．「喘息の要素」があるか，「COPD の要素」があるか，その両方か，で治療を考えるのです．
- また，胸部 CT で，**気腫性変化を示す低吸収領域の存在**が確認されれば，COPD があると考えることができるでしょう．

●喘息以外の,

■閉塞性細気管支炎（BO）
■肺リンパ脈管筋腫症（LAM）

の鑑別にも, 胸部CTが有用です. 胸部X線写真では見つけられない特徴的な所見 [BO⇒呼気時のモザイクパターン（⇒p.130～131）, LAM⇒多発嚢胞] を見つけることが可能です.

● そんなわけで, COPDの診断をある程度キッチリつけようとすると, 胸部CTはほしいかな, ということになります. もちろん胸部X線写真で所見がわかる, と書いた他の疾患の鑑別にもCTは有効ですし, 異常の検出にも役立つでしょう.
● それにそもそもCOPD, いや喫煙者であれば肺がん発症のリスクがあるわけで, 一度はCTをみておきたい, という事情もあります. 呼吸機能検査はできなくても, 胸部CTにはアクセスできる, という施設は多いんじゃないでしょうか…
● まあCTのことは置いとくとしても, いずれの疾患もまずはまれであるということ, そして, 病歴からある程度想定は可能であるということも知っておいていただきたいです.

● BOの場合, 特発性のBOはあまり報告されておらず, 骨髄移植や肺移植後の合併症としての発症がよくみられますが, リウマチなどの膠原病に合併することも知られています. それ以外に, マイコプラズマやウイルスなどの感染症や有毒ガスの吸入によって生じることもあるので, そういった病歴の確認が重要です.

● LAMは, 好発年齢は20～40歳代で女性に多い疾患です. 若い女性の呼吸困難って, コモンなものは喘息くらいしかありません. 喘息とは異なって, 呼吸困難に変動性がなく進行していくような場合, 自然気胸が繰り返す場合などに想起する必要があります.

3. 胸部 X 線写真で異常ありの場合は何を考える？

- 慢性の咳で，胸部 X 線写真，胸部 CT 画像などの画像上，異常所見がみられないものについての鑑別はいったん置いておきましょう．じゃあ，画像で何か見えたら話は単純かというと，そうでもない，という話です．

- 画像上で異常所見を認める疾患はまれな疾患も含めると多数ありますが，比較的出合いやすい疾患は，

> ■肺がん
> ■肺結核，肺非結核性抗酸菌症
> ■間質性肺炎，肺線維症

でしょう．

- しかもこれらの疾患は，あまりカチッとした診断基準，治療方針が見つからず，実際どうしたらいいのか，なんだかよくわからない，とご相談いただくケースが多いように思います．というか，私たち専門家でも迷うことがしばしばあります．

- 肺がんは，プライマリケアの先生方では結節を見つけたら専門医にお任せ，となるかもしれませんが，呼吸器内科医のいない病院で，他臓器メインの腫瘍内科医の先生や一般内科医の先生が肺がんの化学療法をやっておられるケースは少なくないと聞いています．基本的な化学療法の作法は同じですが，肺がんの考え方は遺伝子変異や PS（performance status）などによるオーダーメード化が進んでおり，抗がん剤もどんどん新製品が出ています．次の II 章で現時点でのスタンダードな考え方を紹介しているので，参照してください（⇒p.92〜100）．

- 肺結核も診断したら専門病院にハイ，どうぞ！ だと思いますが，診断については II 章でもう一度確認していきます（⇒p.64〜66）．

- 非結核性抗酸菌症．こちらは近年増加傾向ですし，お困りのことも少なくはないのではないかと思います．診断のところもそうですし，治療に関して私たちも悩

んで悩んで…，悩みぬいています．これも一緒に考えていきたいと思います（⇒p.66〜84）．

- そして間質性肺炎，肺線維症．これは本当にお困りだと思います．まず診断がどうにもこうにも定まらない．そして治療も，ステロイドを使ったらよいのか，よくないのか，診断が定まらない中で一体どうしたらよいかがわからない…，実は私たちもしばしば困っているところなのです．

- それでも間質性肺炎患者さんを診なくてはなりません．目の前にいる患者さん，どうするのが正解なのか，あるいは最も妥当なのか，Ⅱ章でじっくり考えたいと思います（⇒p.101〜167）．

4. こんな咳嗽もあります

誤嚥

- 誤嚥性肺炎ではなく，**誤嚥によるむせ・咳，**こちらは高齢化によって増えてきている印象です．こういう咳に，気軽に？ 安易に？ 咳止めを投与するとどうなるか…，咳反射を減弱させ，誤嚥性肺炎への道を進むことになります．
- 高齢者，脳血管障害の既往がある患者さんの，

> **食事中や食後の咳，痰（の絡んだ感じ）**

という訴えは，誤嚥の要素を疑う必要があります．

- もちろん症状だけで決めつけることはできませんし，他の疾患が併存する可能性もあり，胸部X線写真も確認しておきたいところですが，少なくともそういう訴えのある方に，「咳止め（中枢性鎮咳薬）」を処方するのは避けたいものです．

- 一般的によく使われる「咳止め」は咳中枢の感度を鈍らせて咳を止めるものですから，誤嚥がある場合には，咳の感度が鈍ることで悪化⇒肺炎の危険性があるのです．まずは，**高齢者には禁忌，**と考えていただいてもいいと思います．

- そういう，不顕性の誤嚥ですが，初期は食後以外には出ませんが，進行してくるとしょっちゅう咳き込む，むせることになります．そして，逆に咳が出なくなったら，反射がなくなってきた…，ということかもしれません．

- 誤嚥の初期から出てくる咳に対して，以下のような漢方薬の半夏厚朴湯の処方は効果的なことが多いです．

▶ 半夏厚朴湯　7.5g　分3間

- 咳を止める，ということではなくて，誤嚥性肺炎の予防として使われるものは，有名どころでいうとアンジオテンシン変換酵素（ACE）阻害薬があります．空咳が出る，という副作用を逆用して，咳を出させることで誤嚥した物質が肺内に入ることを防止する，ということです．ですから咳は増えます…
- それ以外に，パーキンソン症候群などでも用いられるアマンタジンは，ドーパミン合成能の促進作用があり，咳反射の低下を改善するといわれていますが，パーキンソンの治療としても中途半端ですし，少し使いにくい面があるように思います．

薬剤性咳嗽

- **薬を飲み始めたら咳が出た**，という病歴があれば，当然薬剤による咳嗽が鑑別に挙がります．患者さんが気付かれていないこともありますから，正しい病歴聴取が本当に大切です．

- 「咳嗽」の副作用があることで有名な薬剤は前述の ACE 阻害薬ですね．物によりますが，頻度は 10〜30％程度と結構高いです．ただし最近では，同じような作用でも咳が出ないアンジオテンシンⅡ受容体拮抗薬（ARB）に取って代わられ，「ACE 阻害薬による咳」自体を見かけることが少なくなりました．
- 慢性に経過することの多い ACE 阻害薬による咳ほど多くはありませんが，咳が出るような副作用として薬剤性間質性肺炎（⇒p.103）や肺胞出血（⇒p.160），それにアスピリン喘息などもあります．これらは急性に生じることも多いのですが，その場合は呼吸困難，低酸素を伴い救急対応を要することが多いと思います．

- それぞれの病態に特徴はあり，診断には画像をはじめ各種検査が必要ではありますが，とにもかくにも薬剤の副作用情報，薬剤を使用し始めたタイミング，それに咳が出だしたタイミングを把握しておくことが重要であることは強調しておきたいと思います．

非専門でもここまでやれる！診療のポイント

1. 感冒の治療

- 感冒の治療は対症療法になりますが，感冒の症状に対して中枢性鎮咳薬，去痰薬，抗ヒスタミン薬，NSAIDs などを単品で使うのではなく，併用するほうがより効果が高いとされています．それは，おそらく感冒では主な症状である咽頭痛，鼻汁，咳，微熱，頭痛などが 1 つずつ生じるのではなく同時に起こってくるので，それらに対して併用するほうがよい，ということなのでしょう．
- そういうこともあり，古くから感冒の薬は，**総合感冒薬**（＝抗ヒスタミン薬，NSAIDs などに加えて中枢性鎮咳薬，去痰薬，抗炎症薬などを配合したもの）が広く使われています．
- 総合感冒薬だけでも，多くの「かぜの諸症状」といわれる咳，痰，咽頭痛，鼻症状，発熱などに広く効果を現します．
- たとえば，処方薬としてよく使われる PL 配合顆粒® の成分は，添付文書を読んでみると…，

■アセトアミノフェン（解熱鎮痛薬）
■サリチルアミド（解熱鎮痛薬）
■無水カフェイン（頭重感の緩和やシャキッとさせる）
■メチレンジサリチル酸プロメタジン（抗ヒスタミン薬）

で，ほぼ解熱鎮痛薬と抗ヒスタミン薬です．咳止めすら入っていません．それでも「これを飲んだら，咳が楽になった〜」とおっしゃる方もいますが，それは間違いなく**抗ヒスタミン薬**の効果です．

- 感冒のときに出てくる咳の少なからずは後鼻漏による，といわれているので，抗ヒスタミン薬がよく効くのですね．

- しかも，この PL 配合顆粒® の抗ヒスタミン成分は旧世代中の旧世代，メチレンジサリチル酸プロメタジンです．抗ヒスタミン薬は旧ければ旧いほど抗ヒスタミン効果が強い（その代わり眠気も強い）とされているので，強力に鼻汁〜後鼻漏を止め，咳も止めるということです．
- その代わり，この成分は眠気を強く起こします．この眠気については，良い点と悪い点があります．
- 良い点としては，ぐっすり眠って回復を早める，というところ．ただしエビデンスはないようです．
- 一方悪い点としては，眠気については，クルマの運転の問題であったり，高齢者の転倒であったりなどがあります．したがって，それらの副作用をきちんと説明しておく必要があります．

- それ以外に併用されることが多いのは，**中枢性鎮咳薬**です．
- 一般的によく使われる「咳止め」のことで，咳中枢の感度を鈍らせて咳を止めるものです．
- 中枢を眠らせる感じになりますから，こちらも眠気があるのと，咳の感度が鈍ることで誤嚥がある場合に悪化させる危険性がある，というデメリットがあります．
- ですから中枢性鎮咳薬は，誤嚥の有無に注意して使うべきですし，高齢者には禁忌といってもいいでしょう（⇒p.33）．

- **去痰薬**は痰を減らすとか，切りやすくするとかして，結果的に咳を減らすものです．線毛機能改善効果や痰の粘稠度を下げ，喀出しやすくする効果などがあるといわれています．
- 去痰薬は誤嚥の問題もなく，少なくとも痰が絡む場合，どんどん処方していただいて OK です．COPD の急性増悪抑制効果などもあると言われていますが，まあ，実感としてはそれほど「よく効くな〜」とまではいきません．

- それからいわゆる**消炎薬**，というか，**抗炎症薬**みたいな呼ばれ方をしている薬たちがいます．
- この範疇の薬は，「結局効果が確認されなかった」として販売中止になったダーゼン® はじめ，効果が疑問視されがちですが，個人的に咽頭痛などの腫れなどには

使っています.

- そういうわけで，総合感冒薬を軸にした多剤併用による「対症療法」の例は，以下の通りです.

▶ PL 配合顆粒® 3g 分3後 ⇐**鼻汁，咳，微熱，頭痛**

▶ メジコン® (15 mg) 3錠 分3後 ⇐**咳に．ただし高齢者は避ける.**

▶ ムコダイン® (500 mg) 3錠 分3後 ⇐**痰があれば…**

▶ トランサミン® (250 mg) 3錠 分3後 ⇐**咽頭痛に…**

▶ ムコスタ® (100 mg) 3錠 分3後 ⇐**「胃が弱い」という訴えに…**

- 1つ1つの訴えに対処しようとすると，品数が増えるのが世の常．それゆえ「合剤」「総合」感冒薬が重宝されるのでしょう．OTC薬（薬局で販売されている薬）の総合感冒薬には，PL 配合顆粒® で挙げた成分以外に中枢性鎮咳薬や去痰薬，抗炎症薬なんかも含まれていたりしますから，結構処方薬のほうが品数が多くなったりしますね．そういう意味では，この業界ではOTC薬のほうがドル箱ですし，毎年改良され発展しているともいえるでしょう.

- ドクターによっては漢方を使われることも多いかもしれません．ただ，漢方を使うには少しコツがあって，誰にでもこの薬，というわけにはいかないことも多いので，ここでは取り上げません．呼吸器症状に対する漢方のコツは，別章（⇒p.181〜189）で取り上げます.

- 昨今ではポリファーマシー（必要以上の薬を服用し，有害事象が起こっている状態）の弊害も取りざたされています．不要な薬剤の処方はできるだけ避けたいので，投与期間は必要最小限にすること，副作用についての説明をすること，最低限，ウイルス性上気道炎に抗菌薬を投与しないこと，は励行したいところです.

◎こんな状況なら専門医に相談を！

■感冒と診断し治療したが，軽快しない場合

■当初，感冒様症状であったが，経過中肺炎様症状が出現してきた場合

2. 喘息の治療

- 咳喘息/気管支喘息と診断したら，ICS を中心とした治療を開始します．多くの場合，ICS/LABA の標準量（まずはこの量で開始するという量）を投与します．また，咳喘息，気管支喘息を疑う場合にも，ICS/LABA の標準量を投与して反応をみることが多いと思います．
- 初発の喘息であれば，たいていは標準量でコントロール可能ですので，ここでは，標準量からスタートし，ステップダウンしていく手順を中心に説明しておきたいと思います．

薬物療法の考え方

ICS/LABA の標準量
- ▶シムビコート®　1 回 2 吸入　1 日 2 回　計 1 日 4 吸入
- ▶フルティフォーム® 125　1 回 2 吸入　1 日 2 回　計 1 日 4 吸入
- ▶レルベア® 100　1 回 1 吸入　1 日 1 回　計 1 日 1 吸入

- まずはこの量で開始し，明らかな効果があれば，そのまま継続します．

吸入指導はどうするか？：治療アドヒアランス向上のためのキモ

- とはいえ，初発の喘息患者さんに，吸入を指導し，かつ，それを継続していただく，というのは，なかなかにハードルの高いものです．
- たとえば糖尿病の患者さんに，毎日お薬を飲んでいただいて糖尿病の治療をする，それは大変なことです．血糖が高くても別に何も症状がないから…，何も困ってないから…，いろいろな理由をつけて，薬を忘れたり，飲まなかったりということを正当化されることは決して少なくありません．
- 糖尿病で血糖コントロールが悪くても，その結果いろいろな血管に不具合が起こってくるのは数十年後です．そうなると，治療意欲というかモチベーションを保つのはなかなか難しいでしょう．

- そういう，**服薬をきちんと遵守していただけるかどうかを表す言葉に<u>アドヒアランス</u>**というものがあります．一時は「コンプライアンス」という言葉が使われていましたが，コンプライアンスは「医師の指示を遵守する」「法令遵守」みたいな，上？ からの押しつけ感一杯の意味合いであったので，「患者さんの理解と自己の意思による服薬の決定，治療への協力に基づく服薬の遵守」という意味でアドヒアランスという言葉が使われるようになりました．
- 患者さんが自らの疾患を理解し，ちゃんと治療意欲を保って確実に治療を続けていく，というようなところがイメージされているようです．

- 喘息治療が難しいのは，「喉元過ぎれば熱さを忘れる」，つまり調子がよくなるとどうしても吸入薬を使うのを忘れてしまう，ということがあります．これはある程度仕方のない部分はありますので，とにかく初診患者さんにおいて最初の目標は，

> ■喘息の治療には ICS が必須であること
> ■ ICS を使わないと状態が悪化すること
> ■悪い状態を放置すると（リモデリングが起こり）喘息が慢性のものになること

このあたりを理解していただくことです．

- そのためには，まず，**炎症を抑える ICS と症状を軽減させる LABA の合剤である ICS/LABA が，とにもかくにも患者さんの症状に最も合う薬である！** ということを患者さん自身に実感していただく必要があります．

メモ

　よく初診の喘息患者さんに「喘息は絶対に治らないから，一生吸入ステロイドを使わなきゃダメですよ！」みたいなことを言ってしまっているケースを耳にしたりするのですが，それでうまくいっておられるのでしょうか．そういう説明に不満を持たれて自分の外来に来られる例が少なからずあるので，心配になります．

- **ですから最初の説明はか～な～～り大事です.**

- そもそも ICS/LABA を処方する前から仕込みは始まっています.

「この薬は, 喘息専用の薬ですから, 喘息の症状にしか効きません. 逆に, この薬が効く, ということは喘息だ, ということなんですよ…」
「もちろん, 喘息と決まったわけじゃありませんよ. 喘息だからこれを使え, といってるわけではありません. でもお話を伺うと, あなたの状況は喘息の症状によく似てるんです. 仮に喘息だったら, 放っておくと確実に悪化して, 治らなくなっていきます. ですから, 本当に喘息かどうかを確認する必要があるのです. そのために, この, 喘息専用の薬を使うんです…」

- つまり,

①まずは, 喘息かもしれない, ということを伝える.
②喘息であればこの薬 (ICS/LABA) は間違いなくよく効く, と強調して期待を持たせる. しかし一方で, 患者さんは「喘息だったらイヤだな」という否定的感情も持っている. このままでは, いざ「喘息ですね」となっても, 受け入れを拒否されるかもしれない.
③そこで, いったん「まだ決まってはいないし, もちろん喘息はイヤですよね」と共感.「でもそれだけのつらい症状ですから, 効く可能性のある薬を使いたいですよね」と誘導します.
④その上で,「やっぱりこんなにしんどい咳 (喘鳴, 呼吸困難), 何とかよくなってほしいですからね」「この薬が効けばいいんですけど, それだと喘息, ということになってしまいますからね～」と患者さんの気持ちを代弁します.
⑤「でも, 仮に喘息でも, この薬を使い続ければ, 確実によくなります」という情報をきちんと伝え, 希望を持っていただきます. これで, 効けば喘息, というロジックが患者さんに刷り込まれます. 可能でしたらそこでさらに…
⑥「この薬がどのくらいで効いてくるかで, 今の○○さんの状態が何となくわかります. すぐに症状が治まるようであれば, おそらく喘息は軽いもので, すぐによくなるでしょうが, 少し時間がかかるようであれば, すでに喘息も

慢性のものになりかけていたりするかもしれません」のように，さらに先回りを図ります．まだ現時点では確定していないものの，今後「慢性」となって「長く（もしかすると一生）吸入ステロイドを使う必要が生じる」可能性がある，ということを伝えて心の準備をしていただきます．
⑦患者さんにとっては，いきなり「それまでに聞いていないこと」を言われるよりも，「あらかじめそうかもしれないと聞かされていたこと」を言われるほうが受け容れやすいでしょう．また，そもそも喘息かどうか，喘息だとしてどの程度のものか，という判断を，自宅である程度患者さんに済ませておいていただく，これがポイントかなあと思っています．

以上が最初に説明するにあたっての大事なポイントとなります．

- 一般論として，情報を与えられることよりも，内発的に「こうだ」「こうに違いない」と考えることのほうが，人は行動変容を促される，てなことが言われています．
- 普段患者さんと接しておられる先生方は，痛いほど実感されていると思いますが…，「患者指導」が実際の行動変容になかなかつながらない，ということが本当によく経験されるわけです．
- そんな中，**飲み薬よりもずっと継続のハードルが高い「吸入薬」を使い続けていただくためには，患者さん自身が内発的に「私の身体には，この薬が必要なんだ」ということを理解し，吸入の動機を高めること，が重要なのです**．アドヒアランスを向上させる．これは本当に大変なことです．その一助となるかと思いまして，私のやり方を少しご紹介しました．

- ICS/LABA を使用して効果てきめんだった，その場合は話が早いです．

「そうですか！ 症状がよくなってよかったですね！…，ただ，それだと○○さんの症状は喘息ということになりますね」
「そうですね…，ところで先生，喘息って治らないんですか？」

• こういう話になってきますね．まずはここで患者さんに「自分は喘息である」ということをしっかりと認識していただく．これが大事でしょう．その上で喘息の一般的な知識を説明します．何らかの小冊子があるといいでしょう．メーカー作成のものもたくさん利用可能ですし，ご自分の説明したいことを中心に冊子として作られてもいいと思います．

• そこで患者さんは必ず「喘息は治るんですか」「治らないんですか」「吸入ステロイドはいつまで使うんですか」ということを聞いてこられます．ここの説明も大

コラム

吸入薬治療のアドヒアランス向上にむけた展望

・なかなか確実な処方箋はないようですが，各地で試みられている施策としては，薬剤師さんや看護師さんといったメディカルスタッフの方からも説明していただく，つまり接触，情報伝達の回数を増やす，というものがあります．最近各地の薬剤師会などが熱心に勉強会をされている，ということも耳にしますね．これは特に，開業医の先生方など，マンパワーがなかなか得られない組織では有効ではないかと思いますし，もちろんウチでも助かっています．

・あとは薬剤，デバイスの工夫も大きいです．少なくとも ICS/LABA が発売されてから，「この薬はメッチャ効く！」と，薬の効果を実感していただけることが格段に増えていて，その後の治療アドヒアランスはぐっと上がっています．

・デバイスの工夫，という意味では，まだまだ改良の余地はあると思いますが，回数が減ることと吸入手技がシンプルになる，ということは，少なくとも導入時の説明を軽減させてくれますから，お役に立つことでしょう．

・それでもまだまだ，「飲み薬ないんですか〜？」と尋ねてこられる患者さんは後を絶ちません（汗）…

事です．うまくマシュマロでくるんでお話しください．

- 「発症した喘息がまったくゼロになる，なくなってしまう，ということは正直あまりないですが，吸入ステロイドを正しく使っていくことで，間違いなく日常生活に何ら問題なく過ごせる，という状況になります．何ら問題なく日常を過ごすのに必要な吸入ステロイドの量は，きちんと治療を続けるとだんだんと減っていきます．それが限りなくゼロに近づいた，ということが，喘息を征圧した，ということになるでしょう」
- こんな感じで，ちょっと結論を濁しておいたほうが受け容れやすいと思います．

- **吸入薬をずっと励行していただくためには，やめると必ず悪くなる，ということもよく知っていただく必要があります．**場合によっては，実感していただくといいますか，「やめると悪くなるのでやめずに続けましょう」と常日頃から繰り返し，患者が自らやめて調子が悪くなったときには，すかさず「やはりやめると悪くなりますね」という説明をする，そうやって丹念にご指導いただきたいと思います．

ステップダウンの要点：いつまで継続するのか？

- ICS/LABA の標準量（⇒p.38）で開始し，明らかな効果があれば，そのまま継続しますが，それをいつまで続けるのか，というのは難しい問いです．ガイドラインでは 3〜6 ヵ月継続して安定していれば，ステップダウンということになっています．
- その意味するところは，まったく症状がない（＝気道炎症が落ち着いている），その状態がある程度続けば，治療のステップを下げる（＝コントローラーの強さを下げる）ことができるだろう，ということですが…，やはり治療開始までに長期間喘息がコントロールされておらず，リモデリングが進んでいるようなケースでは，なかなかステップダウンはうまくいかないようです．
- 逆に，「なり立てホヤホヤ」みたいなケースだと，割とステップダウンが容易なこともあります．このあたりの見極めについては，ICS/LABA を最初に使い始めた，その治療反応性である程度はわかるかなあ，というところです．
- すなわち，最初の反応がよければ，ある程度ステップダウンをサッサッと進めて

いけるし，反応に時間がかかるようであれば，ステップダウンも慎重に運びたいところです．そこらあたりの機微も最初に患者さんへの説明に含んでおくのです．

- ステップダウンの基本的考え方は，①ICS/LABA 内の ICS 量を半減させていく，②ICS 以外の薬を減らす，これの組み合わせになります．
- たとえば，**シムビコート®　1回2吸入　1日2回　計1日4吸入**で始めた場合，シムビコート® は ICS/LABA ですから，次のステップの選択肢は，

ステップ1

▶ シムビコート®　1回1吸入　1日2回　計1日2吸入　と半量にする【処方①】.

▶ シムビコート®　をパルミコート® (ICS) に替え，吸入回数は同じまま (1回2吸入　1日2回　計1日4吸入) とする【処方②】.

のいずれかになります．パルミコート® はシムビコート® から LABA を除いたもの，と考えていいでしょう．吸入方法も回数も同じで，無理なく交換できます．

- 理論的には，ICS は炎症を抑える働きがあり，LABA は気管支を拡張するだけで本質的に炎症を抑えるものではない，ということから，炎症を抑える治療をそのまま維持した処方②のほうが好ましい気がします．ただ，「ステップダウン後に症状を出さない」という観点からは，LABA を残しておくほうがいいようにも思います．GINA (Global Initiative for Asthma) では①が推されていますが，明確な結論は出ていないようです．
- 個人的には，「LABA を使わなけりゃ症状が出る」というぐらいの状況であるなら，ベースの ICS はしっかり入れておくほうがいいように思っていて，まずは②で試してみることが多いです．ステップダウンが簡単に進められるような患者さんでは，どちらでも大差はないのかもしれません．
- 日本のガイドラインでは，成人喘息において，あまりステップダウンについて明確には述べられていません．まあ，ガチの喘息患者さんでは，あまり推奨しない，ということでしょう．

- シムビコート® のステップダウン，次のステップは処方①でも②でも共通です．

> **ステップ 2**
> ▶パルミコート® 200　1回1吸入　1日2回　計1日2吸入

以上を続け，3〜6ヵ月間まったく症状が出なければ，1日1回（計1日1吸入）に減らして，最後は完全 off，という感じになります．

- 一応，他の ICS/LABA で開始したときのステップダウン法も記載しておきます．

1）フルティフォーム® のステップダウン

- **フルティフォーム® 125　1回2吸入　1日2回　計1日4吸入**で開始したときはどうするでしょうか．同じような用量，デバイス，使い方の ICS 製剤は（メーカーは異なりますが）オルベスコ® 200 ですから，

> **ステップ 1**
> ▶フルティフォーム® 125　1回1吸入　1日2回　計1日2吸入　と半量にする．
> ▶フルティフォーム® 125 をオルベスコ® 200 に替え，1回2吸入　1日2回　計1日4吸入のまま継続する．

のいずれかとなります．

- そして，次のステップは，

> **ステップ 2**
> ▶オルベスコ® 200　1回1吸入　1日2回　計1日2吸入
> ⇒1回1吸入　1日1回　計1日1吸入
> ⇒off

Ⅱ

2.　喘息の治療

となります.

2) レルベア® のステップダウン

- レルベア® には含まれている ICS の量によってレルベア® 200 とレルベア® 100 があリますが, 標準量は 100 で, 200 は強い発作が頻発しているときなど, 重症例に用いられます. また, レルベア® から LABA を除いた ICS 製剤はアニュイティ® で, こちらも 200 と 100 がありますが, アニュイティ® 100 でも, 他の ICS 製剤に比べると強力で, 1 日 1 回で ICS としての標準量になります.
- このことからわかるように, どちらかというとレルベア® は, 現時点ではステップダウンのことより, 簡便にずっと使ってもらうことを第一に考えた薬剤であると言えるでしょう.

- 例えば重症例で, レルベア® 200 から開始したとすると,

> ▶レルベア® 200　1 回 1 吸入　1 日 1 回　計 1 日 1 吸入【処方①】
> ⇒レルベア® 100　1 回 1 吸入　1 日 1 回　計 1 日 1 吸入
> ⇒アニュイティ® 100　1 回 1 吸入　1 日 1 回　計 1 日 1 吸入

- または,

> ▶レルベア® 200　1 回 1 吸入　1 日 1 回　計 1 日 1 吸入【処方②】
> ⇒アニュイティ® 200　1 回 1 吸入　1 日 1 回　計 1 日 1 吸入
> ⇒アニュイティ® 100　1 回 1 吸入　1 日 1 回　計 1 日 1 吸入

のいずれかとなります. この場合もシムビコート® のところで述べた通り, ICS/LABA のまま ICS を減らす処方①と, LABA を減らす処方②の 2 通りあることになりますが, 通常, 標準量で始める場合,

> ▶レルベア® 100　1 回 1 吸入　1 日 1 回　計 1 日 1 吸入
> ⇒アニュイティ® 100　1 回 1 吸入　1 日 1 回　計 1 日 1 吸入

とステップダウンしますから，①のやり方で減らすほうがややこしくなくていい
でしょう．

- なお，アニュイティ® 100 よりも ICS を減らしていこうとすると，他のデバイス
を使う必要があります．
- アニュイティ® 100÷パルミコート® 200 を 1 回 2 吸入　1 日 2 回÷オルベス
コ® 200 を 1 回 2 吸入　1 日 2 回÷フルタイド® 200 を 1 回 1 吸入　1 日 2 回，
みたいに換算して置き換え，それから減らしていく，ということで，減らすのが
面倒になりますね…

ステップアップ？：コントロール不良な場合

- 多くの症例では標準量の ICS/LABA でコントロールがつくものですが，慢性の症
例，長期間診断されず適切な治療を受けていない症例などでは，しばしばコント
ロールが不良であり，追加の薬剤を必要とすることがあります．副作用などの点
から気軽に追加できる薬剤としては…

■**長時間作用性抗コリン薬（LAMA）**：スピリーバレスピマット®
■**抗ロイコトリエン薬**：オノン®，キプレス®，シングレア®

の 2 つを挙げておきます．旧くから広く使われてきたテオフィリン製剤は，安全
域の狭さ（血中濃度のモニタリングが必要）から，もはやあまり使われなくなっ
ています．
- 上記薬剤を使ってもダメで，昨今話題の抗 IgE 抗体をはじめとする抗体製剤や，
気管支サーモプラスティーなどの治療が必要じゃないか，というほどの重症症例
は，専門医にご紹介，お任せいただくほうがいいと思います．

喘息経過中の合併症

- 喘息の経過中に，喘息と関連性のある合併症が生じて，喘息のコントロールが悪
くなることがあります．代表的なものとしては，好酸球性多発血管炎性肉芽腫症

(eosinophilic granulomatosis with polyangiitis：EGPA）とアレルギー性気管支肺アスペルギルス症（allergic bronchopulmonary aspergillosis：ABPA）が挙げられます．

- EGPA は血管炎の一種で，かつてチャーグ・ストラウス症候群（Churg-Strauss syndrome：CSS）という名前であったものです．先行する気管支喘息やアレルギー性鼻炎などのアレルギー性疾患があって，そこに全身の血管炎症状が生じてきて発症，となります．
- 血管炎は全身に生じますが，発熱や多発性単神経炎によるしびれ，運動障害をはじめとするさまざまな症状が生じます．生検組織で好酸球浸潤を伴う血管炎を認めることが診断の根拠にもなります．
- 全身のいろいろな臓器に生じ得るので，特徴的な症状というものもないのですが，病歴として，喘息やアレルギー性鼻炎などを持つ人が，好酸球増多と発熱や神経症状をはじめとする全身の炎症みたいな症状を呈する，のが特徴です．生命予後を左右するのは心病変，消化器病変ですので，そのあたりの症状には注意が必要です．
- 診断，難病申請に用いるのは，厚生労働省の診断基準，または米国リウマチ学会（ACR）の分類基準[1]です．
- 診断がついたらステロイド＋免疫抑制薬による治療となりますが，血管炎ですので，血管炎やステロイド治療に慣れた施設での治療が好ましいと思います．

- ABPA は気管支内にアスペルギルスを飼っているような状態で，気管支が破壊されて拡張し，そこにアスペルギルスを含む痰が貯留して粘液栓と呼ばれるものが生じ，胸部 X 線写真や CT 画像で，棍棒様の異常影（粘液栓）やコンソリデーション（浸潤影）を認めるのが特徴です．診断基準はいくつかありますが，疾患の本質は体内でアスペルギルスに対する抗原抗体反応が生じていることですから，それを証明することです[2]．
- 体内で飼っている真菌によるアレルギー反応，喘息ですので，治療では内服ステロイドによってアレルギー反応を低減させることになります．プレドニゾロンを中等量程度（この用量についてもいろいろと問題はあるのですが…，⇒p.137）使うことが多いと思います．治療経過が芳しくない場合，抗真菌薬（イトラコナ

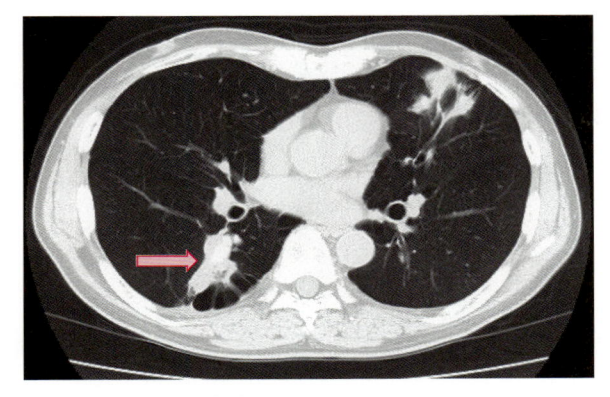

ABPA：粘液栓（矢印）

ゾール，ボリコナゾール）を用いることもあります．
- しかし ABPA も，再燃が多いこともあって，診療経験の多い専門医にお任せいただくのが無難なように思います．

◎**こんな状況なら専門医に相談を！**
■慢性咳嗽の診断がつかない場合
■喘息と診断したが，ICS/LABA による初期治療で改善がみられない場合
■ ICS/LABA で対応困難な副作用が生じた場合
■気管支喘息治療において ICS/LABA，LAMA，抗ロイコトリエン薬を併用してもコントロールが得られない場合
■それまでよかったコントロールの状況が悪化し，合併症（EGPA，ABPA）などが疑われる場合

3. COPD の治療

薬物療法の考え方

- COPD と診断して，さて，投薬，となったときに，まず大事なのは…，

> COPD に加えて喘息がみられる（の要素がある＝ACO）症例には，吸入ステロイド（ICS）を使うべし！

- これはマストです．絶対です（2018 年 1 月現在）．喘息，あるいは喘息の要素がある場合，ICS を必ず使います．ここで，流行りの LAMA/LABA なんかを使ってはいけません．ICS なしで LABA を使うのは，禁忌と考えていただきたいですね．
- 喘息の要素は，やはりその変動性に表れます．
- ガイドライン[1,2]では，以下の①②③のうち 2 項目，または，いずれか 1 項目＋④の 2 項目以上を満たせば ACO（asthma and COPD overlap）と診断する，とされています．

①症状のパターン（以下のいずれか）
- 分単位，時間単位，あるいは日単位で悪化したりよくなったりする「変化」
- 昼間はいいのに夜から朝方にかけて悪化する「変動」
- 刺激のあるものやほこりの吸引，運動，感染などで起こる「発作」
- まったく症状のない期間が存在する「寛解」
- 発作性に生じる呼吸器症状（咳，痰，呼吸困難）

②40 歳以前の喘息の既往

③FeNO＞35ppb

④その他
- 通年性アレルギー性鼻炎の合併
- 気道可逆性（スパイロメトリーにて）
- 末梢血好酸球＞5％あるいは＞300/μL
- IgE 高値（総 IgE，または通年性吸入抗原に対する特異的 IgE）

[喘息と COPD のオーバーラップ診断と治療の手引き 2018[1]，および 2015 Asthma, COPD and Asthma–COPD Overlap Syndrome（ACOS）[2] を参考に作成]

- 病歴にそういった要素があれば，喘息（＝ACO）がある⇒ICS を使う，ということになります．

- そして COPD の治療に関していえば，

> COPD（の要素がある）症例には，LAMA を使う．

のが原則です．ただし，LAMA の副作用として前立腺肥大の悪化がまれにみられる，閉塞隅角緑内障患者には禁忌であることには注意が必要です．LAMA が使えないときには，LAVA や ICS/LABA を使います．

- COPD の要素とは…，

  - 高齢，重喫煙歴
  - 症状は日常的に存在，寛解せず徐々に悪化
  - 身体診察や胸部 X 線写真における過膨張所見（樽状胸郭，濁音界の低下，気管短縮，胸鎖乳突筋の発達）
  - 胸部 CT における気腫性変化を示す低吸収領域の存在
  - 肺拡散障害（%DLCO<80%，あるいは%D$_{LCO}$/V$_A$<80%）

[喘息と COPD のオーバーラップ診断と治療の手引き 2018[1]，および 2015 Asthma, COPD and Asthma-COPD Overlap Syndrome (ACOS)[2] を参考に作成]

というところです．そういった要素があれば，LAMA を使うことになります．

- 喘息の要素，ならびに COPD の要素が同じくらいあれば，それがいわゆる前述の ACO（asthma and COPD overlap）という病態と考えていただいて差し支えないと思います．その場合，使用する薬剤としては ICS，LAMA に LABA も加える，いわゆる 3 剤併用となるでしょう．
- 喘息でしたら ICS/LABA で大半の症例はよくなります．

ICS は COPD 増悪を抑制するのか？

- COPD の薬物療法を考える上で避けては通れないのが，ICS 問題です．ICS は投与すべきなのか否なのか…．結論をいうと，結論は出ていません（2018 年 1 月現在）．┐（'〜`；）┌ ヤレヤレ…
- 研究によって，「ICS で増悪を抑制する」「ICS で感染，肺炎は増加する」…，まあ，ICS/LABA を売りたい企業と LAMA/LABA を売りたい企業によるエビデンス合戦の様相もあったりなかったり…，相反する結果が出ているようですし，ここで結論は出せません．
- 言えることは，**喘息の要素があったら絶対 ICS を含める，**ということと，**COPD の要素があったら LAMA を含める，**ということです．それ以上は，増悪が多くみられるとか，痰が多いとかであれば，ICS を加えて経過をみる，でも肺炎にかかるようなら ICS を外す，みたいな個別対応になるのではないかと思います．歯切れよく「こう」とは言えない印象…

投与の実践（2018 年 1 月現在）

- 薬剤がいっぱいありますのでややこしいです．できるだけシンプルにしてみます．

> **軽症例**（労作時の息切れ程度）
> ■LAMA 単剤
> ■LAMA が副作用（前立腺肥大・緑内障の悪化）などで使えない場合は LABA 単剤
> ■喘息合併があれば ICS/LABA
> **中等症例**（上記では症状が良くなりきらない，しばしば増悪する）
> ■LAMA/LABA，良くならなければ LAMA/LABA ＋ ICS，または ICS/LABA ＋ LAMA
> ■喘息合併があれば LAMA/LABA ＋ ICS，または ICS/LABA ＋ LAMA
> ■ただし ICS のみの製剤は COPD に保険適用なし

- それ以上，さらに加えるとしたら…

＋喀痰調整薬

＋テオフィリン系

- 痰が多い，増悪頻度が多い，なら…

＋マクロライド系

- 基本はエリスロマイシン，MAC がいないことが確認できればクラリスロマイシンやアジスロマイシンも可ですが，効果がみられなければ中止を考慮．

- 以下に各薬剤の商品名を列記しています．商品の名前は，商品名と吸入デバイス（吸入器）の名前が混在していてややこしいです．一般名も併記するとさらに混乱が増す気がするので，商品名とデバイス名のみ併記しています（まだ先発品しかありませんので…）．

- デバイス名が同じものは同じメーカーのもので，複数種を処方する場合は，デバイスを揃えるほうがいいでしょう．商品名の ®（レジスターマーク）は省略しています．順番に意図はありません．何となく登場順な感じですが．

LAMA（商品名：デバイス名）

■スピリーバ：レスピマット，ハンディヘラー

■シーブリ：ブリーズヘラー

■エクリラ：ジェヌエア

■エンクラッセ：エリプタ

LABA

■オンブレス：ブリーズヘラー

■オーキシス：タービュヘイラー

LAMA/LABA

■スピオルト：レスピマット

■ウルティブロ：ブリーズヘラー

■アノーロ：エリプタ

ICS/LABA

■アドエア：ディスカス，エアゾール

■シムビコート：タービュヘイラー

■レルベア：エリプタ

- 繰り返しになりますが，ICS の単剤には，COPD での適応を持つものはありませんので，ここに記載はありません．

薬物以外の治療

- COPD の場合，薬剤で病態（破壊された肺胞）が良くなる，というわけではなく，高齢ゆえ併存症がさまざまにある，ということもあり，喘息とは違って薬物療法だけでコト足りるというわけには参りません．

- 薬物以外の治療・管理として，具体的には，

■禁煙
■インフルエンザ・肺炎球菌ワクチン接種
■感染時の適切なコントロール
■ADL 低下対策，呼吸リハビリテーション
■栄養療法
■酸素療法，換気補助療法
■併存症（虚血性心疾患，高血圧症，心不全，心房細動，肺高血圧症，骨粗鬆症，消化器疾患，抑うつ，気胸，肺がんなど）の管理と早期発見，早期介入
■上記を含むトータルの患者教育

あたりに留意が必要です．無意識のうちに「高齢者一般の治療・管理」の一環としてなされている項目も多いでしょうが，今一度抜けているところなど確認いただければと思います．

◎こんな状況なら専門医に相談を！
■慢性咳嗽の診断がつかない場合
■COPD を疑うが，診断および初期治療方針を確定してほしい場合
■増悪が多く，LAMA，LABA，ICS をどう使ったらいいのか迷う場合
■呼吸不全を合併しており在宅酸素療法を考えるが，適正な流量の設定に迷う場合

4. 肺炎の治療

- 肺炎と診断し，そして原因病原体まで目星をつけたら，次は治療です．つまり抗菌薬の選択です．

外来での薬物療法の考え方

- かなりバッサリ，シンプルに割り切った話ですが，気道感染症の外来治療に使用する抗菌薬といえば…，

> **①βラクタム系**
> ■アモキシシリン（AMPC）[＋クラブラン酸/アモキシシリン（CVA/AMPC）]【経口薬】
> ■セフトリアキソン（CTRX）【点滴薬】
> **②マクロライド系**
> ■クラリスロマイシン（CAM），またはアジスロマイシン（AZM）【経口薬】

　…これだけ．

- これだけ？？　ク○ビットやメイ○クトやフロ○ックスは？？？　少なくとも最初には使いません．まあ，ク○ビットはともかく，メイ○クトやフロ○ックスはもう全国的に使わない方向と考えていいでしょう．

- 次ページのように細菌性肺炎の疑いだったら，まずは AMPC．グラム染色で陰性桿菌が見えたり，基礎に COPD や慢性呼吸器疾患があったりで陰性桿菌の関与が疑われる場合には AMPC＋CVA/AMPC，または CTRX を点滴で投与，とします．誤嚥が疑われる場合には AMPC＋CVA/AMPC ですね．

細菌性肺炎の疑い例

▶AMPC（サワシリン®）（250 mg）　3 カプセル　分 3 後

陰性桿菌の関与が疑われる場合，あるいは誤嚥が疑われる場合

▶サワシリン® に加えて，CVA/AMPC（オーグメンチン®）（250 mg）　3 錠　分 3 後

外来で点滴治療を行う場合

▶CTRX（ロセフィン®）2 g＋生理食塩水 100 mL　点滴　1 日 1 回

- 菌種による考え方は p.58～63 を参照してください.
- マイコプラズマの気管支炎（≠肺炎）にマクロライド系を使うかどうか，これも議論のあるところです．肺炎がなければ気管支炎に抗菌薬を使う必要はない，とされていますが，発熱期間が長い（3 日以上）場合には肺炎を考えて投与する，という考え方でもいいでしょう.

非定型肺炎の疑い例

▶CAM（クラリス®，クラリシッド®）（200 mg）　2 錠　分 2 朝夕後

▶AZM（ジスロマック® SR）　2 g　分 1 間（1 回限り内服）

- 肺炎に対して，抗菌薬投薬期間の目安は，外来治療ということであれば菌血症はないでしょうから，解熱後 3 日間程度．効果判定は 3 日後に行いますから，そこで効果あり，となれば目安としては 1 週間程度の投薬，ということになるでしょう．なお，菌血症がある肺炎球菌肺炎の投与期間は 10～14 日程度です.

在宅での薬物療法の考え方

- 「成人肺炎診療ガイドライン」[1] では，NHCAP において非定型病原体の除外は困難であるとして，前項「外来での薬物療法の考え方」で挙げた，

> **細菌性肺炎の疑い例**
> ▶AMPC（サワシリン®）（250 mg）　3 カプセル　分 3 後
> **陰性桿菌の関与が疑われる場合，あるいは誤嚥が疑われる場合**
> ▶サワシリン® に加えて，CVA/AMPC（オーグメンチン®）（250 mg）　3 錠　分 3 後
> **外来で点滴治療を行う場合**
> ▶CTRX（ロセフィン®）2 g＋生理食塩水 100 mL　点滴　1 日 1 回

のいずれかに，

> ▶CAM（クラリス®，クラリシッド®）（200 mg）　2 錠　分 2 朝夕後

または，

> ▶AZM（ジスロマック® SR）　2 g　分 1 間（1 回限り内服）

を加えて投与します．

- 個人的には，毎日往診されているなら，当初はマクロライドなしとし，1〜2 日で改善がなければ追加，でもいいのではないかと思いますが…．ガイドラインはあくまで安全策を記載，という感じでしょう．

グラム染色ができる施設の場合：グラム染色の結果を基に決定する抗菌薬

1）肺炎球菌が見えれば…

- 治療薬は AMPC のみでいいでしょうが，できればペニシリン系は大量（通常量の 2 倍）に使いたいところです．というのも，肺炎球菌の MIC（最小発育阻止濃度）が上がってきているからです．逆に，大量に使えれば，あまり耐性肺炎球菌を気にする必要はありません．
- そこでややこしいのは保険診療の壁です．たとえばサワシリン® の用量は添付文書によると「通常 1 回 250 mg（力価）を 1 日 3〜4 回経口投与する」となっています．そこを以下の処方例のように「1 回 500 mg×3 回/日で 1,500 mg/日」にしようとすると倍量です．削られないか気になります．添付文書は，「なお，年齢，症状により適宜増減する」と続きますので，増やすことは可能ではありますが，何らかの理由書なりを書かなくてはなりません．ということで…

> ▶AMPC（サワシリン®）(250 mg)　6 カプセル　分 3 後
> ▶AMPC（サワシリン®）(250 mg)　3 カプセル　分 3 後＋CVA/AMPC（オーグメンチン®）(250 mg)　3 錠　分 3 後⇒両者の併用であれば，保険診療上も問題なし…

2）*H. influenzae* が見えれば…

- 少しややこしいです．AMPC 単剤でも効くもの，βラクタマーゼを産生し，AMPC＋βラクタマーゼ阻害薬が必要なもの（β-lactamase positive ampicillin resistant：BLPAR），βラクタマーゼ産生 AMPC/CVA 耐性（β-lactamase positive amoxicillin/clavulanate resistant：BLPACR），そしてそもそも AMPC は効かないもの（β-lactamase negative ampicillin resistant：BLNAR）があるからです．
- AMPC が効くものもまだまだ半分以上，といわれていますが，βラクタマーゼ産生菌もカバーするとなると，サワシリン® ＋オーグメンチン® となります．

BLNARまでカバーするとなればCTRX点滴か，キノロン内服ということになります．

通常の場合
▶ AMPC（サワシリン®）（250 mg）　3 カプセル　分 3 後＋CVA/AMPC（オーグメンチン®）（250 mg）　3 錠　分 3 後
外来で点滴治療を行う場合
▶ CTRX（ロセフィン®）2 g＋生理食塩水 100 mL　点滴　1 日 1 回

- キノロン内服については必須ではないので，ここでは触れないでおきます…

入院可能な施設の場合

- 入院であれば，抗菌薬の選択は注射薬で，概ねこんな感じになるのではないでしょうか．

1）グラム染色で肺炎球菌「っぽい」

この場合は，

▶ ペニシリンG　200〜400 万単位　点滴　1 日 6 回

または，

▶ アンピシリン（ビクシリン®）2 g＋生理食塩水 100 mL　点滴　1 日 4 回

となります．
- ペニシリンGは，旧くて薬価も安く，スペクトラムも狭いので，なかなか常備しておくには勇気が要ります．しかも半減期が短いので1日6回投与とか，スタッフからのブーイングものです．それでもスタッフに納得していただいて投与す

る，ステキな先生もおられます…

- ガイドラインでは 200 万～300 万単位を 1 日 4 回，となっていますが，どうせペニシリン G を使うんだったらここまでしたほうがよいと思います．
- アンピシリンも旧くて薬価も安く，スペクトラムも狭い点で似ていますが，ペニシリン G ほど振り切っていない気はします．スタッフの風当たりも考えて 1 日 4 回でよさそうです．

2) グラム染色で *H. influenzae*「っぽい」

- 地域の BLNAR 率がそれほど高くない，あるいは全身状態に余裕がある，という場合は，

▶アンピシリン（ビクシリン®）2 g＋生理食塩水 100 mL　点滴　1 日 4 回

または，

▶スルバクタム/アンピシリン（スルバシリン®）3 g＋生理食塩水 100 mL　点滴　1 日 4 回

となります．

- β ラクタマーゼ産生菌をカバーしなくてよい（地域に少ない）ならアンピシリン単剤，β ラクタマーゼ産生菌をカバーするとなるとスルバクタムをつけることになるでしょう．

- BLNAR をカバーしておきたい，という場合は，

▶CTRX（ロセフィン®）2 g＋生理食塩水 100 mL　点滴　1 日 1 回（または 1 g を 1 日 2 回）

となります．

3) グラム染色で雑多な菌がいろいろ見える，嚥下障害や明らかな誤嚥のエピソードがある，などの場合

- 誤嚥性肺炎が疑われるような場合は，原因菌は肺炎球菌，*H. influenzae* に加えて嫌気性菌となり，βラクタマーゼが産生されるので阻害薬を加えます．

> ▶ スルバクタム/アンピシリン（スルバシリン®）3 g＋生理食塩水 100 mL　点滴　1 日 4 回

- 投薬期間の決定の際は，まず菌血症の有無の確認，すなわち血液培養は必須になります．菌血症がなければ，解熱後 3 日間程度が投与期間となります．効果判定は 3 日後に行いますから，そこで効果ありとなれば，目安としては 1 週間程度の投薬ということになるでしょう．菌血症がある肺炎球菌肺炎の投与期間は 10〜14 日程度です．

グラム染色なしで行う肺炎エンピリック治療の目安

- いわゆるグラム染色によらないエンピリック治療を行うにあたっても，追加の情報や検査で，「〜っぽい」くらいの目星はつくかもしれません．

1) 臨床情報から肺炎球菌肺炎「っぽい」

- 肺炎球菌尿中抗原キット，こちらは簡便である割に感度（70〜80％）そこそこ，特異度（90％以上）良好であり，広く普及しています．
- 問題は，小児における鼻腔保菌例と，肺炎球菌感染既往例の偽陽性ぐらいでしょう．ただそれも，保菌しているとか，既往があるとなると，それはそれで原因菌になる可能性もあるわけですが…
- 臨床情報，徴候として，肺炎球菌肺炎「っぽい」ものは…，

■急性発症
■鉄さび色痰

■悪寒戦慄が 1 回起こる（ブドウ球菌感染症のように何度も起こらないのが特徴，と言われていますが，起こらないことも少なからずあります）
■胸膜痛
■グラム染色で双球菌を認める．
■大葉性肺炎のパターン
■尿中抗原陽性

あたりです．ですからこのあたりのことが多く見受けられたら，肺炎球菌⇒ペニシリンを考えてみるということになります．

2）臨床情報から *H. influenzae*「っぽい」

• 臨床情報，徴候として，*H. influenzae*「っぽい」ものは…，

■肺炎球菌肺炎よりもやや緩徐な発症
■COPD 患者，または喫煙者
■悪寒戦慄がない．
■気管支肺炎のパターン

あたりです．グラム陽性球菌である肺炎球菌よりも，少しばかり症状が地味というか抑えめというか，そんな印象です．喫煙者は線毛機能が低下しており，*H. influenzae* が定着しやすい，とも言われていますので，喫煙者の少し症状が地味な肺炎では *H. influenzae* を考えるといいかもしれません．
• *H. influenzae* の場合，抗菌薬の選択はスルバクタム/アンピシリンとか CTRX になるでしょう（⇒p.60）．

3）誤嚥がありそう

• 高齢，脳血管障害や神経筋疾患，意識障害など，誤嚥を起こしそうな状況の患者さんでは，誤嚥性肺炎の可能性を考える必要があります．

- 胸部X線写真やCT画像で下葉・肺底区の陰影が見えたりすると，よりそれっぽくなるでしょう.

- とはいっても，誤嚥性肺炎＝嫌気性菌，とコトは単純ではありません．やはり肺炎球菌が原因菌であることも多いといわれています．どうしても菌が確定していない，となるとスペクトラムは広めになってしまいますから，できればグラム染色は見ておきたいですね.

- 嫌気性菌を考えたら，抗菌薬の選択はスルバクタム/アンピシリンになるでしょう（⇒p.61）．CTRXはあまり嫌気性菌には向かないといわれていますから，よくわからない肺炎は何でもCTRX，とはしないほうがいいでしょう.

レジオネラ肺炎の薬物療法

- レジオネラらしい，となったら，とにかくキノロン点滴を使います．以下のように1回量を最大にするのがPK/PDの観点から推奨されます.

> ▶ レボフロキサシン（クラビット®）500 mg＋生理食塩水 100 mL　点滴　1日1回

- 重症レジオネラ肺炎の場合，比較的新しい注射用マクロライドであるアジスロマイシンと併用されているのを時々見かけますが，決してエビデンスがあったり，ガイドラインで推奨されたりしているわけではありません.

こんな状況なら専門医に相談を！
■入院が必要だが，入院担当施設で喀痰検査ができない場合
■肺炎と診断したが，初期治療で改善がみられない場合
■ICU入室が必要な，バイタルサイン異常を呈する最重症肺炎の場合
■各種高度耐性菌が検出された場合

5. 肺結核，肺非結核性抗酸菌症の診断と治療

肺結核の診断

- 肺結核は診断してしまうと，呼吸器専門医なり専門施設に紹介，というケースが多いようですから，診断のほうが治療よりも問題となることが多いでしょう．そこで，ここでは診断に絞って述べていくことにします．
- **肺結核の診断には，喀痰，または胃液から結核菌を検出すること，が何よりも大切です**．肺結核を疑うような状況，症状があり，矛盾しない画像所見があれば，積極的に喀痰検査を3回（3連痰）行うべきです．
- どうしても採取できない場合，胃液培養を3回行います．早朝の食前に経鼻胃管を挿入し，シリンジで吸引するだけです．外来で施行可能，気管支鏡よりもよっぽどハードルが低く，しかも確実に診断が可能な検査ですので，ぜひ積極的に行っていただきたいと思います．

①肺結核を疑う状況

■既往がある．

■塗抹陽性患者の接触者である．

■下記のようなリスクがある．

- 重喫煙者
- 糖尿病
- 胃切除後
- AIDS
- 担がん状態・血液疾患
- 人工透析中
- ステロイド・免疫抑制治療中
- 珪肺

②肺結核を疑う症状

■長引く咳・痰で喘息のような変動性に乏しい．

■微熱・寝汗や体重減少がある．

③矛盾しない画像所見

■「肺結核に矛盾する画像所見なんてない」としばしば諌められるように，さまざまな画像所見を呈することが知られている．したがって，「胸部X線写真で何らかの陰影が見られる」のであれば，それは結核を疑う根拠になる．
■典型的には粒状影〜結節影，空洞を伴うことが多い．

・誰でも，同じ結果が得られるんだったら，楽なほうがいい，まあこれはわかります．でも，結果が違うのに，楽なほうを進むのはどうでしょう．その場合は，「結果が違うんだったら，結果によるよね」と当然思うことでしょう…

・**IGRA（interferon gamma release assay，インターフェロンガンマ放出試験）**という検査があります．IGRAは一般名で，商品名としてはQuantiFERON®-TB-Gold（QFT-G/QFT-3G，クォンティフェロン），T-スポット®.TBが有名です．

・この検査のポイントは，「採血をすれば，<u>結核感染の有無</u>が高精度にわかる」というもの．「採血」という，気軽な，楽な方法で，「高精度」にわかるのがミソです．そのため，割と気軽に「結核の診断法」として用いられているのが気になります．

・「T-スポット陽性なので，結核と考えられます」「クォンティフェロン陰性なので，結核は否定的です」と，かなり短絡的に，結果と診断がリンクしてしまっていることが多いのですね．

・IGRAの意味するところはあくまで，結核の「感染」です．**IGRA陽性は結核菌が体内に入って感染が成立していることを意味しますが，イコール「肺結核（＝発症）」ではありません．**これは繰り返し強調したいところです．

・IGRA陽性は，あくまで感染．肺結核の可能性はありますが，肺結核の診断は「喀痰・胃液・肺から結核菌を証明すること」ですから，IGRA陽性であれば，頑張って菌を証明する努力をしましょう．

・特に70歳以上の高齢者の方は，戦後の結核蔓延期，菌がそこら中でまき散らされていた時期に吸い込んでしまっている可能性があり，IGRA陽性者が多いのが現状です．そうなるとIGRA陽性に診断的意義は期待できません．

・IGRA陰性のときはどうか．IGRA陰性は，結核菌の感染がないと考えてよい．と

すると，結核が発症する可能性は低いと考えられます．
- なお，IGRA 自体の感度，特異度についての文献はいくつかありますが，感度 80％，特異度 60～80％程度とされています[1]．

- 結論として…，

> ■IGRA 陽性であっても，肺結核とはかぎらない．喀痰検査，胃液培養，気管支鏡などを施行し菌の検出に努めるべし！
> ■IGRA 陰性であれば，肺結核を差し当たり考える必要はない．

となります．
- IGRA という簡便な検査だけで，結核の診断はできません．楽な検査ではありますが，得られるものも少ない．これは覚えておいていただきたいと思います．

肺非結核性抗酸菌症の診断

- 肺結核と診断した瞬間，保健所に届け出る必要があり，その治療についてもある程度決まったものがあります．培養陽性であれば専門施設へコンサルトされることも多いでしょう．そんなわけで，肺結核の診療において，非専門医の先生方にとって悩ましい問題，というのは比較的少ないのではないでしょうか．
- 一方最近では，すっかり肺結核よりも多くなった肺非結核性抗酸菌症．こちらには悩ましい症例も多いです．患者さんの症状もハッキリせず，呼吸器専門医にコンサルトするものかどうか，それすらも悩んでしまう．そんな場面も多いのではないでしょうか．
- 結局どうしたものか，ガイドラインをみてもよくわからない．近くに気軽に聞ける専門医がいない…

- いや，実のところ私たちも，「本当にこれでいいのか」悩みながら診療を行っているのが実際のところです．というのも，

■治療薬の決定版がない．その割には（それゆえに），多剤による，長期間の治療が必要で，副作用の懸念がある．

■進行がゆっくり，あるいは進行しない例もある．一方で，治療抵抗例では悪化し出すと手がつけられない．

■外科治療の適応が難しい，または外科治療自体が困難である．

といった状況があるのですね．エビデンスがないというか，足りないというか．それゆえに「こうすべし」と言い切れない．でも，何か指針はほしい，という感じでしょうか．少し考えてみましょう．

1）診断の考え方

- まずは診断です．正しい診断なくして治療なしで，こちらも肺結核同様，喀痰なり胃液なり気管支洗浄液なりから菌を検出する，これが標準となります．ですから同じく，痰をしつこく採りましょう，気管支鏡も考慮しましょう，となります．ただ，結核との違いは「抗 MAC 抗体」なる抗体検査が適用できること…

- **抗 MAC 抗体（MAC 特異的血清診断）**は，MAC（*Mycobacterium avium complex*）の壁を構成する抗原成分に対する抗体を測定していて，感度 40～80％，特異度 90～100％程度です．結核における IGRA と異なり，肺非結核性抗酸菌症が発症して十分量の菌がいる，ということを意味しますから，IGRA よりは診断の役に立ちそうです．

- でも，抗原成分が MAC 以外の非結核性抗酸菌にも存在すること，それから環境中の MAC に曝露しても抗体が産生され得るともいわれていることから，「これだけが陽性＝MAC 症」とは決めがたいところです．臨床上，画像上疑わしくて，喀痰が 1 回だけ陽性なんて症例で陽性であれば，役に立ちそうですけど…

- 一応，日本結核病学会，日本呼吸器学会による肺非結核性抗酸菌症の診断基準（2008 年）[2]では，臨床的基準として，

■胸部画像で典型的な所見がある．
■他の疾患を除外できる．

以上を満たした上で，以下の細菌学的基準のいずれかを満たす．

■ 2 回以上の異なった喀痰検体での培養陽性
■ 1 回以上の気管支洗浄液での培養陽性
■経気管支肺生検または肺生検組織の場合は，抗酸菌症に合致する組織学的所見と同時に組織，または気管支洗浄液，または喀痰での 1 回以上の培養陽性
■まれな菌種や環境から高頻度に分離される菌種の場合は，検体の種類を問わず 2 回以上の培養陽性と菌種同定検査を原則とし，専門家の見解を必要とする．

としています．この原則はその通りですので，2018 年 1 月の現状では抗 MAC 抗体は，あくまで「補助診断」という位置づけになります．

2）胸部画像所見からみる MAC の病型

- 胸部画像で典型的な所見，とサラッと書きましたが，典型的って，どんな陰影？ って話です．
- 前述の基準には，胸部画像所見として「結節性陰影，小結節性陰影や分枝上陰影の散布，均等性陰影，空洞性陰影，気管支または細気管支拡張所見のいずれかを示す」ということが挙げられています．
- 流し読みしていると「フーン」てなもんですが，よくよく読むと，胸部画像で見られる大概の所見が含まれていることに気付かれるでしょう．結核同様，非結核性抗酸菌症も，多種多様な陰影を呈するのです．

• たとえば，**結節性陰影**，**小結節性陰影**はこんな陰影.

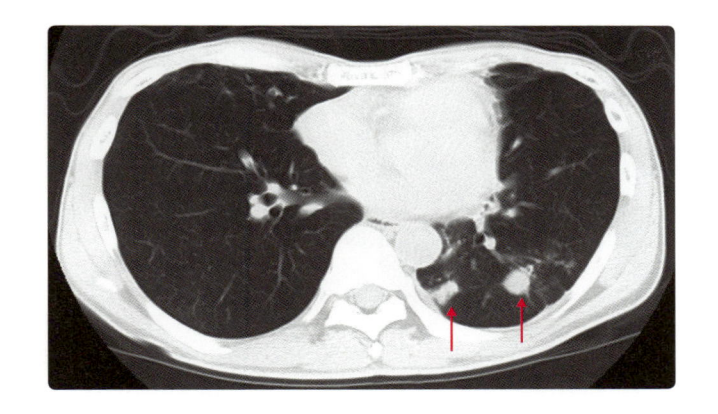

• **分枝状陰影の散布**といいますと，こんな感じでしょうか.

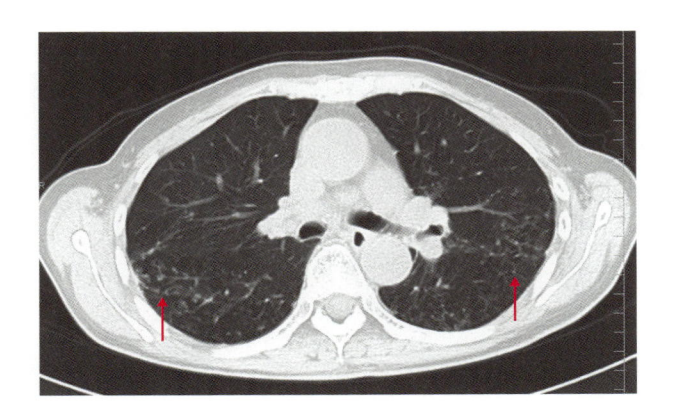

- **均等性陰影**…，なかなかいい症例がありません. 他の疾患でこんなイメージです.

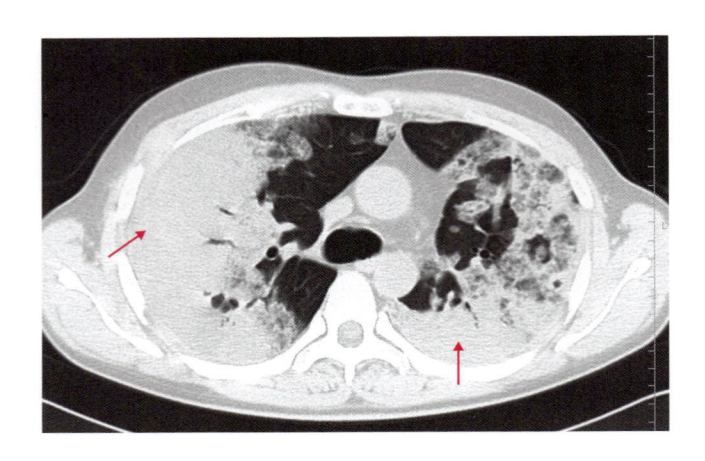

- **空洞性陰影**はよく見かけますね.

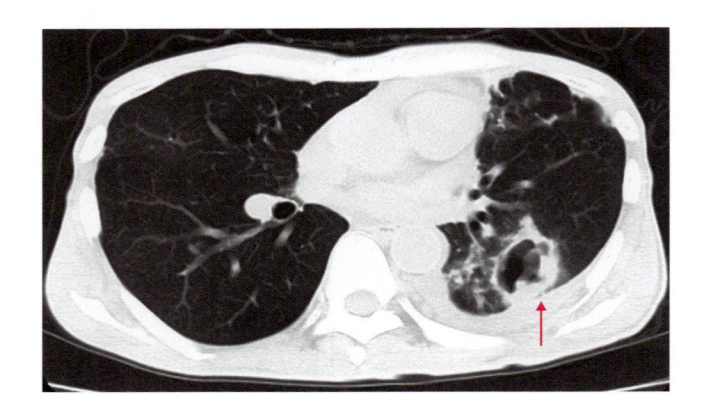

- **気管支または細気管支拡張所見**はこんな感じでしょうか．空洞もありますけど…

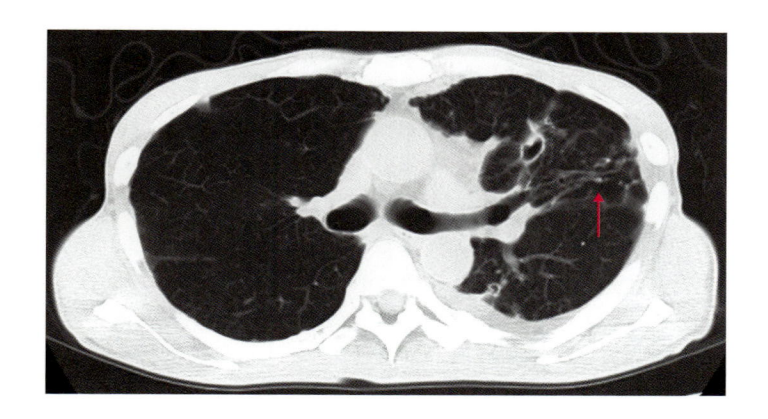

- **非結核性抗酸菌症のうち，原因で最も多いのは MAC です．** MAC 以外の非結核性抗酸菌が相手となりますとどうでしょう．*M. kansasii* だったら，まだ与しやすいですが，それ以外だと呼吸器科以外ではいささか荷が重い，と思われるかもしれません．ということで，まずは MAC の病型について考えてみます．

- 肺 MAC 症の病型は画像の特徴から大きく分けて 2 つある，といわれています．

①線維空洞型
■名前には「線維」と入っていますが，いわゆる肺線維症みたいなことではなく，空洞形成が病変の中心です．陳旧性肺結核や COPD，じん肺など，もともと肺組織の破壊性病変がある症例に多いといわれています．
②結節気管支拡張型
■こちらはもともと肺が壊れていない症例でみられ，結節や気管支・細気管支の拡張像がみられるもので，新たに発症する症例ではこちらが多いです．

- 結節気管支拡張型は中高年の女性が，人前で咳をするのははしたない，ということから咳をしないようにしていて，それで菌を喀出できずに罹るんじゃないか，みたいなことがいわれています．それでオスカー・ワイルドの戯曲「Lady Wind-

ermere's Fan（ウィンダミア夫人の扇）」の登場人物の振る舞いにちなんで Lady Windermere 症候群とも呼ばれたりします．
- 一般的に線維空洞型のほうが菌量は多く，治療に難渋して予後が悪く，結節気管支拡張型のほうが菌量は少なく，予後が良い，とされています．

MAC の治療：線維空洞型の場合（抗菌薬使用の考え方）

- 線維空洞型は菌量も多く，進行が早くて予後が悪いわけですから，菌の検出はより容易で診断は困難ではないでしょう．そして，診断したらすぐに治療開始，そういう意味ではあまり悩ましくはありません．まあ，効果が乏しくて悩ましい，ということはあると思いますが…

- 治療は化学療法，つまり抗菌薬を使います．MAC に効果がある抗菌薬としては，まずクラリスロマイシン（CAM）です．**MAC に CAM,** うまくできています（何が？）．同じマクロライド系であるアジスロマイシン（AZM）もある程度効果が認められていますが，HIV 感染ベースの症例で効果に差があるとの報告もあり（差がないという報告もありますが），通常は CAM が先に記載されています．
- CAM だったら，一般細菌や，普通？の非定型病原体に使われているところの400 mg/日ではなく，その倍量の 800 mg/日を使うことが推奨されています．今では保険適用上も *Mycobacterium* 属への投与は 800 mg が認められています．
- 胃腸障害など，副作用が生じたり，懸念されたりするという場合，量を減らさざるを得ないこともあるでしょう．体重が少ない場合に 600～400 mg に減量することは日本結核病学会でも認められていますし[3]，特に高齢者の場合，まず 400 mg 分 2 から開始し，600 mg，800 mg と増やしていくのも一法です．

- それから抗結核薬…．やはり非結核性抗酸菌，結核と性質が似ているところがあり，抗結核薬がある程度効果を現しますが，抗結核薬のうちイソニアジド（INH）は MAC には効果が乏しく，使われることはありません（*M. kansasii* には使われます）．
- 抗結核薬の中ではリファンピシン（RFP），エタンブトール（EB），ストレプトマ

イシン（SM），カナマイシン（KM）の効果が認められていて，標準治療に使われます．ただ，SM と KM は筋肉注射での投与となりますので，外来診療では若干ハードルが高くなり，優先順位としては少し下がります．

- 投与量としては，概ね肺結核の治療と同じ量です．
- 2012 年の日本結核病学会・日本呼吸器学会の見解[3]で示されている標準治療は，以下の通りです．

> ▶ CAM 600〜800 mg（15〜20 mg/kg）/日　分 1 または分 2（800 mg/日なら分 2）
> ▶ RFP 10 mg/kg（最大 600 mg）/日　分 1
> ▶ EB 15 mg/kg（最大 750 mg まで）/日　分 1
> ▶（必要に応じて）SM または KM（各々 15 mg/kg 以下，最大 1,000 mg を週 2〜3 回筋肉注射）

- つまり，CAM，RFP，EB の 3 剤が基本で，ある程度以上の重症例に SM または KM を追加する，という感じです．

- ちなみに，米国胸部学会（ATS），米国感染症学会（IDSA）の 2007 年の提言[4]では，結節気管支拡張型（菌量が少ない）であれば週 3 回投与（1 回投与量多め）でよい，となっています．

1）CAM

- CAM は副作用が比較的少なく使いやすい薬，と認識されています．そのため小児から濫用されて一般細菌に効かなくなってしまった…，という話はまた改めてするとして（⇒p.89〜91），CAM には消化器系の副作用がしばしばみられ，用量が増えると副作用も増えるといわれています．副作用を軽減するためには，以下のようないくつかの工夫が必要です．

■投与量を減らす．
■減らすといっても 600 mg 未満だと効果の点で心配なので，特に高齢者（70 歳以上）の場合，低用量より開始し，徐々に増やす．
■分 1 よりも分 2 投与．

- たとえば，400 mg 分 2⇒600 mg 分 2⇒800 mg 分 2 と，数日〜1 週間ごとに増やします．
- 副作用としては，嘔気・嘔吐，胃痛，下痢といった消化器症状が多く経験されます．他には致死的不整脈をきたす QT 延長が知られています．
- 副作用の問題であれば，QT 延長みたいにヤバいやつは仕方ありませんが，消化器系のものであれば，投与法の工夫や，胃腸薬の投与，いったん休薬して再投与チャレンジなどで，何とか使っていきたいところです．

- 抗結核薬の感受性は，MAC の治療効果を推し量る上では役に立たないとされています．唯一 CAM だけは液体培地を用いて MIC を測定することができ，4 μg/mL 以下を感受性，32 μg/mL 以上を耐性と判定します．耐性であると判明すれば CAM は中止します．
- とはいえ，初回治療では CAM 耐性はほとんど考えなくてよい，とされています．でもですね，「副鼻腔気管支症候群（SBS）」「慢性副鼻腔炎」に対して CAM がダラダラ長期間使われている症例をよく見かけます．これ，今後問題になってくると思います（⇒p.85〜88）．

- 副作用や耐性などで CAM を使えない，てな場合，キノロン系として，次ページのようにシタフロキサシン（STFX）が代用されます．キノロン系も確たるエビデンスがある，というわけでもないのですが，なにせ副作用があまりないものですから，気軽に？ 使われていることが多いです．これまで，レボフロキサシン（LVFX）やモキシフロキサシン（MFLX）もよく使われていましたが，最近では STFX とする意見が多いようです．

> ▶ RFP 10 mg/kg（最大 600 mg）/日　分 1
> ▶ EB 15 mg/kg（最大 750 mg）/日　分 1
> ▶ STFX 100〜200 mg/日　分 1

- かつては CAM 単剤，CAM＋キノロンという投与法が，副作用が少ないこともあり，半ば気軽に行われていましたが，今では耐性の元となるため厳禁とされています．まだされておられる先生方，**厳禁**です！　**3 剤以上併用**が原則です！

2）RFP

- RFP は抗結核薬としておなじみですが，発熱や皮疹，肝障害といった副作用があります．CAM でもそうですが，非結核性抗酸菌に対して効果が期待できる薬剤はあまり多くありませんので，1 つが使えなければ使わなくてもいい，他を当たればいい，という考え方にはなりません．つまり，原則として，**ガイドラインに書いてある通りの治療が望ましい，**ということです．前述の日本結核病学会・日本呼吸器学会の見解[3]にも，副作用対策についてきちんと書いてありますので，抗結核薬を使われる際にはぜひ参照していただきたいと思います．
- 有名な副作用として，肝障害，白血球減少症，それに皮疹や発熱などがあります．肝障害への対応は日本結核病学会の「抗結核薬使用中の肝障害への対応について」[5]に詳しいので参照いただきたいですが，基本は AST/ALT 値が施設基準の 5 倍以上になったら中止し，改善してチャンスがあれば再投与，という感じになります．かつては強力ミノファーゲン® 注を使っていたこともありましたが，はっきりしたエビデンスはありません．
- 白血球減少も，やはり薬剤中止の対応になります．投与開始数ヵ月以内に発生することが多く，多くの場合は白血球 $2,000/mm^3$，血小板 10 万$/mm^3$以下になることは少ないですが，それ以下になる場合には中止を考慮する必要があるでしょう．
- また，皮疹は広範囲なものでなければ，中止⇒減感作療法で対処できるケースが多いです．減感作療法のやり方は日本結核病学会の「抗結核薬の減感作療法に関する提言」[6]を参照してください．

3) RBT

- RFP に似た薬剤，ということで，RFP を代替する，あるいは RFP を上回る効果を期待されて登場したのがリファブチン（RBT）です．でもでも，実際登場してみると，何ともかんとも使いにくい．

- まずは RFP が投与できない，あるいは効果が不十分，というときに使いたいわけですが，「他のリファマイシン系薬剤に対し過敏症のある患者には投与しない」といきなり釘を刺されています．効果の点では *in vitro* の活性が RFP よりも高い，とされますが，臨床的に有意な差が認められているわけではありません．

- 特殊な副作用としてぶどう膜炎があり，しかもそれが投与量に依存する．投与開始から 2〜5 ヵ月で発症がみられています．RBT は CAM と併用すると血中濃度が上がってしまう，てなこともあり，RFP に替わって，RBT を無条件に非結核性抗酸菌症の治療の第一選択に，ともならないと思います．

- わかりやすいのは RFP と比較して CYP3A4 に対する作用が弱く，そのテの相互作用は少ない，というところで，そのテの薬を併用する場面では選択しやすいと思います．そのテの薬とはプロテアーゼ阻害薬や逆転写酵素阻害薬，まあ HIV の薬ですね．要は HIV 合併で HAART を併用するような非結核性抗酸菌症（結核も）のときには，RFP より使いやすい，といったところでしょうか．

- もちろん non-HIV における非結核性抗酸菌症に使用してもよいとは思います．

- RBT 300 mg⇔RFP 600 mg 換算になるのですが，CAM 併用時には血中濃度が上がるため，RBT 投与量は当初 150 mg/日とし，6 ヵ月以上副作用がないことを確認して 300 mg/日まで増量可とされています．

- また，次の EB を併用する際には特に注意が必要です．

4) EB

- EB には視覚障害の副作用がある，これはご存じの方も多いでしょう．EB 中毒性視神経症などといわれています．

- EB 中毒性視神経症の発症は体重あたりの 1 日投与量に依存し，25 mg/kg/日以下での発症は少なくて，15 mg/kg/日以下では比較的まれであると報告されています[7]．

- 投与期間については，投薬開始から 2 ヵ月経過後以降に発症し，半年〜1 年程度が多いようですので，投与日数もある程度関係するようです．
- EB の視神経症は SM の第Ⅷ脳神経とは異なり，可逆性とはされていますが，投与を中止しても数ヵ月間は進行し，その後は回復傾向となるといいます．ただし，回復しない例も報告されていますので，ともかく早期に視力・視野などの異常を発見できるよう，普段から定期的に眼科的診察・検査を受けておくことが大切で，新聞などを毎日片眼で読み，見えにくい，何かおかしいといった症状があればすぐに眼科受診するよう説明しておきます．
- 時に EB でも広範囲な皮疹が生じることがあります．対応はまず休薬ですが，多剤併用療法を行っている場合，いったん休薬した後は減感作療法により 1 剤ずつ再開して，各々安全に使えるかどうかを確認する必要があります．

5）SM および KM

- SM と KM は注射薬ですから線維空洞型など重症例によく使われます．また，上にも書きましたが不可逆性の第Ⅷ脳神経障害を生じ得るために，使いにくい，若干ハードルが高い，と感じられる方も多いでしょう．私もそうです．
- SM/KM などアミノグリコシド系薬は，難聴・めまいなどの第Ⅷ脳神経障害を起こしやすいといわれています．あらかじめ患者さんにはよく説明して，聴こえにくいとか，めまいなどがあればすぐに教えてもらうようにします．「重篤副作用疾患別対応マニュアル」[8] によると，総投与量が増える，投与間隔が短い，耳毒性を有する他の薬剤と併用する，などにより障害のリスクは上昇するとされています．
- SM は 1 日 1 g 注射で，累積投与量 20 g 前後で副作用を認めることが多いといいます．20 g というと週 3 回の注射でしたら 7 週間，2 ヵ月ぐらいですから，その頃には眼や耳と，いろいろと要注意ですね．
- 聴器毒性を回避するために，SM をはじめアミノグリコシド系薬の吸入療法が試みられたりもしてましたが，局所濃度が高くならないと耐性を誘導する，など，用量設定の問題で一時立ち消えていた…と思っていたら，また最近復活しつつあるようです．まだ確たるエビデンスはないようですが…

MAC の治療：結節気管支拡張型の場合（治療開始のタイミング）

1）診断と治療開始のタイミング：治療すんのかい!?　せ〜へんのかい!?

- そもそも，MAC 症と診断したら全例ただちに治療するのか？…，ということでその前の診断という話に戻ります．
- 線維空洞型は菌量も多く，進行が早くて予後が悪いので，診断即治療．これはいいでしょう．問題は近年増加している結節気管支拡張型のほうです．まず診断自体，菌量が少なくてなかなか喀痰から菌が検出されないことも多いのです．また，そもそも罹りやすい「高齢でやせ型の女性」は普段から「カ〜ッ，ペッ」と痰を吐くこともしない，p.71〜72 で述べた Lady Windermere タイプの振る舞いなワケです．
- そうすると，そもそも「痰が出ません」「痰なんて，出したことがない」みたいな話になります．だいたいそういう方は，健診発見無症状か，症状で受診したとしても「咳」「痰が絡む」程度の症状だったりして，痰がわかりやすく出るわけではない．それでパラパラッと，中葉舌区なんかに粒状影＋気管支拡張像が見える，そういうパターンが多いでしょう．
- 痰が出て診断できれば，次の話になりますが，この時点で足踏みすることも多いのではないかと思います．結節気管支拡張型で無症状の場合，「痰なんか出ません」と言われたらどうするか…

- ここで考えなくてはならないのが，「MAC 症と診断⇒即治療」となるかどうか，ということです．MAC 症，特に結節気管支拡張型の臨床経過，予後にはかなりばらつきがあり，特に初期にはあまり進行しない，あるいは改善したようにみえる症例も少なくありません．そういう患者群ではランダム化比較試験が難しく，介入すべきなのかしなくてもいいのか，はたまた副作用のことを考えるとしないほうがいいのか，議論のあるところになるわけです．
- まあ結局結論は出ておらず，「専門医に相談してね」みたいなことになっていますが，専門医だって困っているのです．イヤそんなこと言われても困りますよね．じゃあ，実際どうするか．
- 現状ではどこにも明記されておらず，高齢者で，症状がなくて，あるいはあって

もたまに痰が出る程度，画像上陰影もそんなに強くない，そんな場合，まずは経過観察をしてもよいのでは，悪化があればその時点でまた考えましょう，そんなフワッとした感じの考え方がコンセンサスではないかと思っています.

- とすると，このような場合どっちにしろ経過観察なら，無理して診断しなくてもいいのではないか，という考え方もできるでしょう．CT 画像的に MAC 症の疑いで，痰が採れないときには，ちょっと経過観察，と.
- それで悪化するようなら，もうちょっと痰も採りやすくなるだろうから，その時点で診断を考える．明らかに悪化傾向があれば，普通にやって痰が採れなくても，生理食塩水や高張食塩水の吸入後喀痰を誘発するとか，胃液培養や気管支洗浄（できれば）に踏み切りたいところです．要するに，「治療したくなるタイミングになったら，きちんと診断できるよう材料を採る」ということですね.

- 一方で，現在の化学療法に絶対的な効果が保証されておらず，しかも着々と進行する症例も多いと考えると，とにもかくにもできるだけ早く，診断時に治療を行ってみるべきだ，とする考え方もあります.
- 「ガイドライン」や「統一見解」のない世界ですから，どちらが絶対正解というわけではありません．効果の点，副作用について患者さんやご家族によく説明し，よく相談されて方針を決めていただきたいと思います.

2) 投与期間など

- 治療期間についても，定まったものはありません．日米のガイドラインでは「菌陰性化後約 1 年間投与」なんて書いてありますが，エビデンスのある話ではありません.
- ただ，「菌陰性化後…」という言葉もあるように，菌が陰性化するかどうか，陰性化したタイミングを認識することは重要です．その治療の効果があったかどうかがある程度わかりますから．ということは，治療中にも喀痰を定期的に採らなくてはなりません．診断時にやっとの思いで採った，なんていうケースでは至難の業でしょうが，試みてはいただきたいところです.

- 初回治療時には 60〜80％で菌が陰性化するようですが，その後治療をやめるとまた悪化する例も少なからずあり，投与期間が菌陰性化後 1 年でいいのか，もっと長ければ再悪化が防げるのかわかっていません．再悪化したら再治療となりますが，「やめると悪化⇒やめられない」となってしまう症例もしばしば経験されます．まあそこは，副作用がなければ続けざるを得ない，という感じでしょうか．
- 現実的には菌が陰性化するかどうか（効果がどの程度か），また副作用が出てこないかどうかを確認しながら，まずは「菌陰性化後約 1 年間」を意識して投与します．
- ただまあ，すぐに菌が陰性化，あるいは画像がきれいになって，効果がスゴくあったと考えられる場合は投与期間が短くてもいいのか，あるいは，できるだけ菌を減らすべく長いほうがいいのか，ということについてもハッキリした答えはありません．何となく，安全に使えるのであれば長いほうがよさそう，という感触はありますが…

- SM と KM は注射ですし，第Ⅷ脳神経障害のこともありますから，2 年や 3 年とはなかなかなりにくいでしょうが，少なくとも 6 ヵ月，有効例ではより長く使用したいといわれているようです．

MAC の外科治療

- 線維空洞型のように菌量が多い病態では，抗菌化学療法の効果が非力であることから，外科治療を考慮されることもあるかと思います．
- 非結核性抗酸菌症の外科治療では，日本結核病学会の指針[9]を参照していただくのがいいと思います．以下に外科治療（肺切除術）の適応指針を引用します．

①排菌源または排菌源となり得る主病巣が明らかで，かつ以下のような病状の場合
- 化学療法にても排菌が停止しない，または再排菌があり，画像上病巣の拡大または悪化傾向が見られるか予想される．
- 排菌停止後も空洞性病巣や気管支拡張病変が残存し，再発再燃が危惧される．

- 大量排菌源病巣からのシューブ（著者注：急速な悪化）を繰り返し，病勢の急速な進行がある．
②喀血，繰り返す気道感染，アスペルギルスの混合感染例などでは排菌状況にかかわらず責任病巣は切除の対象となる．
③非結核性抗酸菌症の進行を考えると年齢は70歳程度までが外科治療の対象と考えられるが，近年の元気な高齢者の増加や，症状改善の期待などを考慮すると70歳代での手術適応もあり得る．
④心呼吸機能その他の評価で耐術である．
⑤対側肺や同側他葉の散布性小結節や粒状影は必ずしも切除の対象としなくてよい．

- 外科手術を行ってもそれで解決，とはならず，あくまで外科手術は菌の多い部分を「減らす」ものであり，化学療法の併用は必須です．
- 明快にまとめられているので，参考になりますね．問題は手術を引き受けてくださる，相談に乗っていただける呼吸器外科医の先生が近くにおられるかどうか，ということになるかもしれません．

MAC以外の肺非結核性抗酸菌症の治療

1）*M. kansasii* 症

- 肺非結核性抗酸菌症のうち，日本で肺MAC症に次いで多いのが肺 *M. kansasii* 症です．画像所見としては，薄壁の空洞が特徴的…，といわれていますが，必ずしもそうとはかぎりません．ちょっときれいな薄壁空洞の例が乏しくて，お示しできませんが…，できるだけ典型例に近い写真を次ページに載せておきます．
- いずれにしても診断は他の非結核性抗酸菌症と同じく，喀痰などから菌を検出することで行われます．

- *M. kansasii* 症は，肺非結核性抗酸菌症の中では治療反応性が良く，INHも効果がみられ，治療法は投与量も含めて結核に準じます（投与期間は結核よりも長い

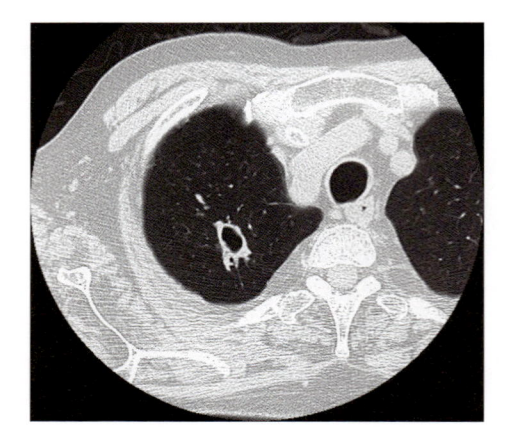

M. kansasii 症の X 線写真
壁が薄めの空洞病変を認めます．

　です）．ただピラジナミド（PZA）は効果が期待できず，使われません．
- 以下の 3 剤併用療法で，排菌陰性化から 1 年間の投与が標準的です．

> ▶ INH 5 mg/kg（300 mg まで）/日　分 1
> ▶ RFP 10 mg/kg（600 mg まで）/日　分 1
> ▶ EB 15 mg/kg（750 mg まで）/日　分 1

2) _M. abscessus_ 症

- 厄介です．何かと．

- 日本では _M. kansasii_ 症に次いで多いとされています．画像的に MAC 症と類似した所見で，しかも MAC 症で同時に排菌がみられ，重複感染と考えられる場合もあります．
- こんな風に診断面でも厄介ですが，治療の面でも厄介です．CAM は効果があるとされますが，その次が難しい．特に内服薬は厳しく，注射薬のアミカシン（AMK），イミペネム/シラスタチン（IPM/CS）が使われますが，これらは点滴が必要なわ

けで，入院での投与が現実的です．リネゾリド（LZD）も効果があるとか．

- そうすると，せいぜい1ヵ月ほど入院，投与してそれから外来へ，となりますが，そのときに何を使うか．RFP，EB，ファロペネム（FRPM），キノロンなどが試みられていますが，まだまだ標準治療というには道のりが遠いようです．

- *M. abscessus* は非結核性抗酸菌の中では迅速発育菌と呼ばれ，増殖速度が早いほうになります．固形培地で1週間以内にコロニー形成があるものが迅速発育菌，1週間以上かかるものが遅発育菌と分けられています．
- もちろん一般細菌に比べれば発育は遅いですが，「育つのが早い＝分裂速度が速い＝治療で減るのも早い」ということで，治療すると割とよく効くようにみえることもあるのですが，結局再燃，再排菌する例が多いです．で，非結核性抗酸菌症の中で一番予後が悪い，と評されています．
- そんなわけで，*M. abscessus* 症が出ましたら，専門医へ，と申し上げたいところではあるのですが，私どもにご紹介いただけましたら確実によくなります！とも言えないのが苦しい現状です．あっもちろん，上記以外の菌も，専門医へのコンサルトが望ましいです．

肺非結核性抗酸菌症に関して，非専門の先生方にぜひお願いしたいこと

1）診断・治療について，ここまではお願いしたいというポイント

- 慢性の咳や痰，あるいは健診発見異常影で，「結節性陰影，小結節性陰影や分枝上陰影の散布，均等性陰影，空洞性陰影，気管支または細気管支拡張所見」（⇒p.69～71のCT画像）を見かけたら，可能なかぎり喀痰，胃液検査で菌の確認をする．
- 菌がMACで，画像上空洞が見られたら，CAM＋EB＋RFP（＋SM）（用量の詳細⇒p.73）で治療開始．
- 高齢（70歳以上が目安），胃が弱い，などの状況ではCAM 400 mgから少しずつ増やす．1剤ずつ加えていくなどの工夫をする．
- 治療前に得られた菌でCAMの感受性を確認しておく．
- 治療開始後も定期的に喀痰検査を行い，菌陰性化を確認する．

- 各種副作用についてあらかじめ患者さんに説明し，毎回確認する．
- *M. kansasii* 症の場合，INH，RFP，EB にて 1 年間治療する．

2）こんなフォローをしていただきたいというポイント

- 菌が MAC で，画像上結節・気管支拡張のみであったら，患者さんに治療のメリットと副作用を説明し，方針を決定する．受け入れの時間を取るために，「いったん様子をみる」ことも妥当と考えられるが，悪化がみられないかどうか密にフォローアップする．そして，明らかな悪化がある，または症状がある場合，治療を開始する．
- 治療開始後副作用が生じた場合，日本結核病学会の「肺非結核性抗酸菌症化学療法に関する見解」[10]や「結核診療ガイドライン」[11]などを参照するが，できれば早めに呼吸器専門医にご相談を．
- 治療中，副作用などで中断する場合を含め，単剤で治療している期間がないよう注意する．あったとしても数日にとどめたい．
- 治療期間は菌陰性化後 1 年が目安だが，ある程度効果がみられ，副作用の問題がなければ 2〜3 年を目処に継続が望ましい．
- 治療終了した後に再燃，再排菌があれば，それまでに終了していた化学療法を再開する．
- **呼吸器専門医に紹介する場合，紹介先に行ったら，気管支鏡をする可能性，気管支鏡のリスク，菌が確定したら治療を行うこと，投薬による副作用の可能性，などをある程度説明しておいていただけると助かります．**

◎こんな状況なら専門医に相談を！
- ■肺結核と診断した場合
- ■MAC 症と診断し，治療について迷う場合
- ■菌が MAC でも，CAM 耐性が判明した場合
- ■菌が MAC，*M. kansasii* 以外の場合
- ■画像上空洞が見られたら，外科手術の適応を検討するため一度は専門医への相談が望ましい．
- ■治療を型通りに開始して，副作用が生じた場合

6. 慢性気道感染症の治療：こんがらがった病態とマクロライド問題

マクロライド耐性の問題①：非結核性抗酸菌症と慢性気道感染症

- MAC 症をはじめとする非結核性抗酸菌症治療において，マクロライド耐性が今後問題になるかもしれません．その理由の一つとして，「慢性気道感染症」に対するマクロライド系の長期投与，が考えられています．

- たとえば慢性副鼻腔炎症例，あるいは慢性気道感染症例でもいいのですが，長期間 CAM などを投与されているケースをご覧になったことはないでしょうか．私は結構見かけることがあるのです．いや，ザンゲしますと，かつては私もそのような使い方をしていたことがあります…

- マクロライドの都市伝説として有名なのは，「慢性気道感染症にマクロライドが効く」というもので，いまだに信じておられる方も多いようです．この都市伝説，もともとはびまん性汎細気管支炎（diffuse panbronchiolitis：DPB）や嚢胞性線維症（cystic fibrosis：CF）といった難治性疾患にエリスロマイシン（EM）少量長期療法が劇的に効いたという成功体験[1]から，じゃあ慢性下気道感染症にも効果があるのでは，副鼻腔気管支症候群（sinobronchial syndrome：SBS）にもよかろう，それじゃあ副鼻腔炎にも効くのでは…，とどんどん拡大解釈されて使われてきた経緯があります．

- 特にかつてニューマクロライドと呼ばれ，それなりに高い薬価がついた CAM や AZM が学会や研究会などでよく取り上げられることもあり，よく使われていました．新しい薬の宣伝の意味合いとかもあったのかもしれません．薬価の安い EM より「効き目が優れている」というような言葉が使われていた印象があります．

- 後付けの説明として，上皮細胞や腺細胞の Cl^- チャンネルを阻害して水の分泌や，ムチンの産生を抑制し粘液の過剰分泌を止める，好中球が気道に遊走するのを抑える，抗炎症効果がある，などなど，いろいろな作用が報告されてはいます（あえて参考文献は挙げませんが…）．

- でも結局のところ，マクロライド系の慢性呼吸器感染症に対する明確な臨床的効果のエビデンスは，今に至るまで DPB と CF に関するものぐらいしかありませ

ん．気管支拡張症に使われた報告はいくつかあり[2-4]，いずれも「増悪を抑制」という効果が示されています．

- また，COPD の増悪を抑制する，というエビデンスも出て参りまして[5,6]，「COPD（慢性閉塞性肺疾患）診断と治療のためのガイドライン第 4 版」[7]（注：2018 年 4 月に新版刊行予定）にも掲載されるに至りました．

- 「咳嗽に関するガイドライン第 2 版」[8]にも SBS に対する第一選択薬として，しっかりと 14，15 員環マクロライド系抗菌薬（CAM，AZM など）が挙げられていますが，「治療の第一選択は，SBS の一疾患である DPB に有用性が確立している 14 員環マクロライドの少量長期療法である」「SBS においては，投与後 4～8 週で鼻症状や呼吸器症状の改善状態を判断することが望ましい」とされています．

- すなわち DPB 以外の SBS に対してはマクロライドが「効く」かどうかはわからない，効果もないのに漫然と継続しない，ということはきちんとガイドラインに明記されているのですが，DPB，CF に「効果があった」というところだけが独り歩きしているようです．

- そんなこともあって，慢性に粘液が分泌されて痰が出るような，SBS をはじめとする慢性呼吸器感染症にもマクロライド系が効くのではないかと期待され，使用されてきたわけです．拡大解釈のあげく，「痰が出る＝マクロライド」「マクロライド＝去痰薬（？）」，と理解してらっしゃる先生もおられます．

- ここで **SBS の診断**について考えてみましょう．困ったことに，SBS という疾患概念は欧米の教科書ではあまり馴染みがないようで，日本の教科書やガイドラインを参照することになります．

- たとえば，SBS の一種である DPB はアジア人には多いのに欧米では認識されておらず，その代わりに白人には一般的な CF は日本人にはほとんどみられない，というようにどうやら人種差があり，欧米の文献には SBS という疾患自体の記載があまりみられません．副鼻腔炎（sinusitis）という記載はあるようですが…

- そういうことで日本の「咳嗽に関するガイドライン第 2 版」[8]の記載を参考にすると，SBS は「慢性・反復性の好中球性気道炎症を上気道と下気道に合併した病態」と定義され，わが国では「上気道の炎症性疾患である慢性副鼻腔炎に下気道の炎

症性疾患である慢性気管支炎，気管支拡張症，あるいは DPB が合併した病態」となります．

- また，診断基準[8]は，

①8 週間以上続く呼吸困難発作を伴わない湿性咳嗽
②次の所見のうち 1 つ以上を認める．
- 後鼻漏，鼻汁，咳払いなどの副鼻腔炎様症状
- 敷石状所見を含む口腔鼻咽頭における粘液性または粘膿性の分泌液
- 副鼻腔炎を示唆する画像所見
③14，15 員環マクロライド系抗菌薬や去痰薬による治療が有効

です．

- おそらく多くの方の SBS のイメージは，副鼻腔炎があって，中葉や舌区にパラパラッと粒状影と気管支拡張・肥厚像（トラムライン）があって，慢性に咳と痰がある，そういう臨床像ではないでしょうか．この中の「中葉とか舌区にパラパラッと粒状影と気管支拡張・肥厚像（トラムライン）があって」というくだりの画像

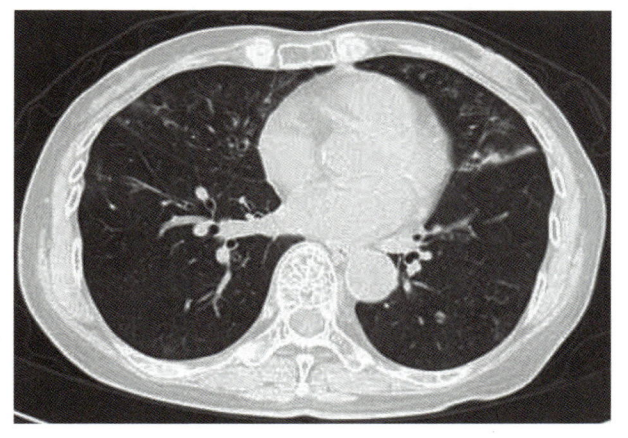

SBS 症例での粒状影と気管支拡張・肥厚像（トラムライン）

はこういう感じのものです.

- この画像の感じが, 非結核性抗酸菌症（特に MAC 症）の結節気管支拡張型に似ているのですね. といいますか, これまで SBS と考えられていた症例の中に, 少なからず MAC 症が含まれているのではないかと考えられています[9].
- ということは, 慢性の咳, 副鼻腔炎, 肺に粒状影とか気管支拡張がパラパラッ…, それでキッチリ診断をつけずして, 何となく CAM なんかのマクロライド系を長期間使用していると…, いざ MAC 症だ！ と判明して, 3 剤ガッツリと治療が必要となったときに, すでに CAM は耐性です…, 困った, ということになるのではないかと危惧されるのです.
- SBS の概念はずいぶん古くからありますが, MAC 症が結核に代わり増加傾向にある慢性感染症として脚光を浴びてきたのは, 比較的最近のことです. そのため, どの程度かは定かではありませんが, 重なっているところがあることは確かです.
- ですから, 大事なことは, 「中葉とか舌区にパラパラッと粒状影と気管支拡張・肥厚像（トラムライン）がある」陰影を見たときに, そこに MAC をはじめとする非結核性抗酸菌が棲んでいるかどうかを判別することです.
- 非結核性抗酸菌が棲んでいれば, 本格治療に取りかかる前には対症療法として去痰薬を中心に対処します. 症状や病勢の悪化があるようであれば菌にあった多剤による本格治療を行います.
- 非結核性抗酸菌以外の一般細菌による SBS, 持続感染症と考えられるのであれば, EM をはじめマクロライド系の少量長期療法を試みてもいいでしょう. ただし, 効果がみられなければ中止を躊躇してはいけません.

- 非結核性抗酸菌症か SBS かを判別するには, やはり喀痰に非結核性抗酸菌がいるかどうか, SBS でよくみられる *H. influenzae* などの一般細菌がいるのか, これが最も大事です. つまり喀痰の一般細菌, ならびに抗酸菌の塗抹, 培養検査によって, 気道に存在する菌を確認することが必要なのです. 少なくとも患者さんに「咳や痰が出て困る」という訴えがあるのであれば, 一度は「痰を採って検査しましょう」と勧めていただきたいと思います.
- それでもどうしても出ない, でも薬は何か使いたい, そういう場合には, CAM, AZM ではなく EM を使いましょう. EM でも上記のような効果は期待できます

し，CAM 耐性を誘導しないとされていて，そういう意味でも安心です[10].

マクロライド耐性の問題②：増えるマクロライド耐性

- 診療所や病院の外来でマクロライドを使われている現場をよく見かけます．かぜにマクロライド，咳・痰にマクロライド，副鼻腔炎にマクロライド，小児の熱にマクロライド…
- 特に耳鼻科，小児科，もちろん内科でもよく使われています．そのためにここ数十年で多くの菌がマクロライド耐性を獲得し，主な一般細菌に対しては無効と考えざるを得なくなってきています．
- そもそもマクロライドのスペクトラムは，溶連菌，肺炎球菌などのグラム陽性球菌がメインで，グラム陰性菌は *H. influenzae* や百日咳菌などに限られています．後は非定型病原体と呼ばれるマイコプラズマやクラミジア，レジオネラ…，それから非結核性抗酸菌症あたりが，効果が期待できる病原体です．
- そのようなスペクトラムですから，細菌性咽頭炎の原因菌である A 群 β 溶連菌（GAS），肺炎～気管支炎の原因である肺炎球菌などをターゲットに使う．これはある程度理にかなっています．
- でも，それが転じて，「喉が痛ければマクロライド」「気管支炎にマクロライド」「熱があったらマクロライド」…という具合に，上気道～下気道症状に対して「何となく」「とりあえず」「念のため」使われることが多くなったのではないかと推察します．いや，過去形ではなく，現在でも「何となく」使われているのでは？

- 小児を中心に広く使われるようになったのは，やはりその「副作用の少なさ」「安

メモ

　慢性副鼻腔炎に使われることから，副鼻腔炎つながりで急性副鼻腔炎に対してもマクロライドが選択される場面すら見かけます．本来急性副鼻腔炎では，抗菌作用を期待した短期間の使用になりますから，肺炎球菌など，主な原因菌に薬剤耐性となっているマクロライドは不適切なはずです．

心感」によるのでしょう．似たスペクトラムのテトラサイクリン系は，副作用のため 8 歳未満の小児に使いにくいものです．マクロライドが小児に使えるとあらば，気軽に処方してしまう気持ちもわからないではありませんが…

- どんな薬でもそうですが，「あまり何も考えずに使っても，直接デメリットがない，悪いことが起きない」という薬は，転じて「何も考えずに使ってよい」という解釈をされることがしばしばあります．そういう，何も考えなくていい，楽のできる薬はよく売れるのです．
- 本来製薬メーカーが「適切な使用法」について啓発，誘導すべきところ，メーカーとしては「売れるが善」であるがゆえに，わざわざ「使わないでください」とは言いにくい．むしろ売れる方向へ誘導しますね．その結果の濫用，耐性化なわけです．

- 実際のところ，咽頭炎，気管支炎の原因病原体はウイルスであることが多く，その場合，抗菌薬は不要です．たとえば咽頭痛以外に鼻症状，咳や痰がそれぞれ軽度に存在する，典型的なかぜ症候群と考えられる症例であれば，抗菌薬は不要でしょう．
- また，基礎疾患のない若年成人の気管支炎も，胸部 X 線写真などで肺炎がなければ，マイコプラズマやウイルス性気管支炎であると考えられます．肺炎でないマイコプラズマ感染症は，成人の場合，抗菌薬の投与はあまり必要ない[11]，と考えられていますから，いずれにしても不要なわけです．

- 基本的に抗菌薬を使うと，その抗菌薬が効かない菌が生き残ります．何度も使う，長く使う，広く（多くの患者さんに）使うと耐性が拡がってきます．20 年以上前には肺炎球菌や連鎖球菌などに抗菌力のあったマクロライドが，濫用されることで効かなくなってきたのは紛れもない事実です．最近では小児科領域でのマイコプラズマにもマクロライド耐性が増えているといいます．

- それではマクロライドを使うべき，マクロライドでなくては，という場面はどのようなときか．上にも書きましたが，現在では「非定型」な場面が中心になりますね．

- 非定型肺炎，特に小児のマイコプラズマ肺炎にはマクロライドを使います．テトラサイクリン系やキノロン系は小児には使えない．ということでマクロライド耐性では途端に困ってしまいます．マイコプラズマ以外にも百日咳やクラミジアによる長引く咳（感染性咳嗽）は，早期であればマクロライドなど抗菌薬治療の適応があります．
- それから *H. pylori* の除菌にも，アモキシシリン（AMPC）やプロトンポンプ阻害薬と組み合わせて使われます．ただこちらも，耐性菌の増加が話題となっているようです．マクロライドがそこら中で使われていることによって，このようにいろいろな場面で耐性菌が増えてきており，治療に影響を及ぼす場面が出てきています．

- それ以外に，以前は GAS による細菌性咽頭炎のようにグラム陽性球菌による感染症で，ペニシリンアレルギーがある場合，マクロライドが選択されることもありましたが，最近ではこれも耐性菌が増えていて，他剤を選択するほうがよいようです．

- 肺炎球菌や連鎖球菌であれば，他にも効果のある抗菌薬がいくつもありますから，臨床の現場で困る，ということを実感されることは少ないでしょう．しかしながら，小児のマイコプラズマ肺炎や百日咳，*H. pylori* の除菌など，マクロライドが使えなくなると，たちまち困る場面もあるわけですから，大切に使っていきたいものです．

7. 肺がん化学療法の考え方

- 肺がんに限らず，がん化学療法は昨今，日進月歩であり，どんどん新しい薬剤が登場し，毎年のようにガイドラインや取扱い規約が書き換えられています．ですから，ここでは現時点での最新のガイドラインを紹介するとともに，現在のガイドラインに通底する基本的な考え方を解説し，今後も長く応用していただけるようにしたいと思います．

肺がんのオーバービュー

- まあ，これは肺がんに限ったことではなく，悪性新生物すべてに共通する考え方ではあると思いますが…
- がんが体内に存在すると，徐々にではありますが細胞分裂を繰り返し，増殖していきます．倍々で増えていきますから，2 倍⇒4 倍⇒8 倍⇒16 倍⇒…，10 回細胞分裂すると 1,024 倍になります．1 回細胞分裂するのに数ヵ月かかることが多いのですが，1 回細胞分裂しても細胞数≒体積が倍になるわけです．どんどん大きくなっていきます．
- その場で大きくなるだけであれば，手術などで除去すればいいのですが，問題はその場を通る血管やリンパ管を流れる液体に乗って，がん細胞が遠くへ運ばれていくことです．遠くへ運ばれたがん細胞は血行性転移やリンパ節転移巣として発育し，できた臓器の機能を損なったり，数自体が増えることで栄養やエネルギーを奪って悪液質にしたりします．
- ひとたび血行性転移が成立している，ということは，原発巣から血流内にがん細胞が流れ込んでいる，ということですから，通常転移は 1 箇所だけでなく，あちこちに生じ，予想もできないということになります．そうなると化学療法，体内全域に行きわたる抗がん剤によって，転移巣ごと細胞分裂を止める，あるいは免疫細胞に作用するなどの治療を行うことになります．

- 肺がんは他臓器のがんよりも予後が悪いことが知られていますが，その理由としては血行性転移が多いことが挙げられます．肺はもともと酸素を目一杯効率よく体内に取り込むために，血管が豊富で，肺胞内と血液の間には薄い薄い上皮＋内

皮しかありません．ですからひとたびそこにがんができてしまうと，血行に乗る
ハードルが低いのですね．それで，固形がんだったらまず考えたい，「手術で除去
する」という選択肢が採れないことが多く，それが予後の悪さにつながっていま
す．

- 以前でしたら「手術不能＝予後はせいぜい 1 年」というのが肺がん業界の常識でし
たが，2000 年以降の分子標的治療，免疫治療の画期的な進歩によって，いく
つかのブレイクスルーがもたらされ，手術不能，あるいは再発例であっても「が
んと共生」し，それまで考えられなかった長期生存が期待できるようになりまし
た．

- これまであった「5 年生存率」，肺がん業界では「治癒率」とイコールの意味でし
た．手術でがん組織を取り切って，治癒してしまえば 5 年間，いやそれ以上生き
られる．でも取り切れなければ早晩転移や再発巣がグングン大きくなってきて，
3〜5 回程度の細胞分裂（≒がん組織の体積が 8〜32 倍になる）を起こす 1 年程
度の経過で生命を維持できなくなる．そんな感じだったわけです．

- でもこれが，細胞分裂をストップできたり，少なくとも細胞が増えるのと減るの
が同じくらいである状態に維持できたりすれば，（つまり進行がなければ，）患者
さんは生き続けることができるわけで，そのあたりのことが，特にここ数年でぐ
ぐっと進歩してきた感がありますね．担がん状態でも 5 年生存の症例が，決して
珍しくはなくなってきています（もちろん，一方で，なかなかそういった恩恵を
受けられないケースもまだまだ多いことも紛れもない現実であります．特に喫煙
者の肺がんは，後で述べる間質性肺炎の合併などがあるため大変厄介です）．

基本の考え方

- という前置きを踏まえまして，肺がん診療の基本的考え方を…．薬剤の選択はじ
め細かいことは，最新のガイドラインを参照していただきたいと思います．

1）とにかく手術できるものは手術を

- 上記で治療の画期的な進歩，と申しましたが，その確実性において，手術に勝る

治療はありません．手術で取り切れる可能性が高ければ手術する，これは大原則です．予後をグンと伸ばすために検討すべき第一の方策ですね．

- 手術をして取り切れる，と見込まれるということは，少なくとも画像上，原発巣と同側のリンパ節転移しか病変が見えない，ということです．原発巣も，手術が無理なところ（心筋とか）に食い込んでいるとダメ．リンパ節転移って，種となるがん細胞が流れてきて，大きくなるにはけっこう時間がかかりますから，数が増えているということは，それだけ微小な（＝見えないけど後で出てくる）転移がすでに成立している可能性が高まっている≒再発の可能性が高まっている，ということです．
- なので，リンパ節転移が拡がっているものを中心に，化学療法とか化学放射線療法を加えて再発率を低下させる試みが行われているわけなのです．
- 手術できない，しない症例に関しては，次に予後を伸ばせる因子を検索します．

2) 組織型を確認する

- ある遺伝子の突然変異によって，細胞分裂が無軌道に行われるスイッチが入った（＝がん化した）ようなケースでは，そのスイッチを切る薬によって予後がグンと伸びることが期待されます．そういうスイッチとなるような遺伝子の突然変異を driver mutation（ドライバー遺伝子変異）といいます．
- その場合の変異は基本的には1ポイントの変異でして，喫煙者にみられることは少ないです．喫煙によって発がんする場合，もっとあちこちに傷がついて（変異して），1ポイントでは済まないことが多いです．driver mutation はタバコがんである小細胞肺がんや扁平上皮がんではみられない現象で，通常は非小細胞肺がん，非扁平上皮がんのときにみられます．

- ですから肺がんと診断がついたら，まずは

小細胞肺がんと非小細胞肺がん

を分け，続いて非小細胞がんの中で

扁平上皮がんと**非扁平上皮がん**

を分けます.

3) 小細胞肺がんの場合

- 小細胞肺がんの治療に用いられる薬は,さらなるブレイクスルーがないかぎり,昔ながらの **PI(シスプラチン＋イリノテカン)**,**PE(シスプラチン＋エトポシド)**,**CE(カルボプラチン＋エトポシド)** です.
- 病変が限局していて,胸部放射線照射と併用する場合はエトポシドを,高齢や PS(後述),心機能,腎機能に心配がある場合もエトポシドを使います.
- 高齢の基準とは 75 歳で,75 歳以上では主にカルボプラチンを使います.シスプラチンをどうしても使いたければ分割投与しますが,無理するほどのメリットはないようにも思われます.

- **PS は performance status,**要するに「元気ですか?」というもので,以下の目安があります[1].

> **PS 0**⇒無症状で社会活動ができ,制限を受けることなく発病前と同等にふるまえる.
> **PS 1**⇒軽度の症状があり,肉体労働は制限を受けるが,歩行,軽い家事,事務などはできる.
> **PS 2**⇒歩行や身の周りのことはできるが,時に少し介助が要ることもある.軽労働はできないが,日中の 50％以上は起居している.
> **PS 3**⇒身の回りのある程度のことはできるが,しばしば介助が要り,日中の 50％以上は就床している.
> **PS 4**⇒身の回りのこともできず,常に介助が要り,終日就床を必要としている.

- 通常固形がんの化学療法では,この PS が 3 以上の「ほぼ寝たきり」状態だと抗がん剤投与の対象にならない(「耐えられない」と判断する)ことが多いのですが,小細胞肺がんのように効果が高く,全身状態も改善することが期待できるよ

うな状況では PS 3 でも化学療法が勧められるのです.

- あと，問題になるのは間質性肺炎の存在です．喫煙者の肺がんって，結構間質性肺炎が存在していることが多くて，抗がん剤の選択に制限がかかってしまうのです.
- 添付文書に「【副作用】間質性肺炎」とか,「【慎重投与】間質性肺炎」とか記載があるもの (しかも大多数の抗がん剤！ がそうなのです) は，高分解能 CT (HRCT) 画像で間質影がみられる症例には投与しない方向になってきているのですね.
- しばしばあるパターンで，「他科で，他臓器のがんに抗がん剤を使ったら間質性肺炎になった！」と紹介されて，開始前の CT 画像を見ると，しっかり肺に間質影が見えていた…ということがあり，ぜひご注意いただきたいと思うのです.
- たとえば，添付文書上，イリノテカンは間質性肺炎または肺線維症の患者に「禁忌」ですので，当然使いません．他の薬剤でも「禁忌」とされている症例に投与されているのを見かけることが…，お気をつけください.

4) 非小細胞肺がんで非扁平上皮がんの場合

- こちらが今や百花繚乱のやつであります．ただし大前提条件として，化学療法の対象になるのは PS が 2 よりも良い症例に限られます．唯一，PS 3-4 でも抜群に効果を発揮することで PS の改善が期待できる EGFR 遺伝子変異（中でも Ex19 欠失・L858R 変異）症例にゲフィチニブを使う，これのみ推奨されています.

- 2018 年 1 月時点で知られていて，阻害薬が適用できる driver mutation は…,

■EGFR 遺伝子変異
■ALK 遺伝子転座
■ROS1 遺伝子転座
■BRAF 遺伝子変異

であり，それぞれ以下を使用します.

- ■**EGFR 遺伝子変異**⇒EGFR チロシンキナーゼ阻害薬（EGFR-TKI；ゲフィチニブ，エルロチニブ，アファチニブ，オシメルチニブ）
- ■**ALK 遺伝子転座**⇒ALK（/ROS1）チロシンキナーゼ阻害薬（ALK-TKI；クリゾチニブ，アレクチニブ，セリチニブ）
- ■**ROS1 遺伝子転座**⇒クリゾチニブ
- ■**BRAF 遺伝子変異**⇒ダブラフェニブ+トラメチニブ（2018 年 1 月現在，肺がんへの保険適用はない）

- EGFR-TKI の中で使い分けとしては，まあ好き好きでいいですが，オシメルチニブだけは特殊で，T790Mという耐性遺伝子を検出した症例でないと使えません.
- それと，ここにあるものは間質性肺炎があると，添付文書上「慎重投与」になります．ゲフィチニブ（イレッサ®）が有名ですが，他でも然り．ひとたび発症，または増悪すると生命に関わることになりますから，正直，非専門の先生方は投与されないのが無難かと思います．というかウチでも基本，投与はしない方向です．万が一投与される場合，十分なリスクの説明は必須です．ご注意ください.

- driver mutation がない場合，次に予後延長効果を期待できるのが免疫チェックポイント阻害薬．こちらは薬価がバカ高くいろいろ物議を醸しましたが，結局2018 年 1 月現在，**PD-L1 の発現**を効果予測因子としたペムブロリズマブ（キイトルーダ®）がガイドラインを制したかたちになりました.

- ■PD-L1 の発現が 50%以上であれば，ペムブロリズマブを使う.
- ■PD-L1 の発現が 50%未満であれば，さらに組織型によって決める.

- これらの阻害薬が使えない場合，非扁平上皮がんであれば，プラチナ併用療法（昔ながらの）ということになってきますが，75 歳以上だとカルボプラチンを使います．併用療法の中でも次に予後延長効果を期待できる薬剤として，ベバシズマブ（アバスチン®），ペメトレキセド（アリムタ®）を使うかどうかを検討します.
- ベバシズマブは血管新生阻害薬で，他剤との併用で効果が高まりますが，血管の修復がなされないということから出血などの副作用があります．したがって，出

血のリスクがあるケースでは投与できませんし，中枢の太い血管にがん組織が食い込むような場面や扁平上皮がんでは使えません．75 歳以上においてもリスクの問題から勧められません．

- ペメトレキセドは比較的副作用も少なく，維持療法がハマる症例では長く病勢安定（SD）を続けられたりしますが，扁平上皮がんには効果が乏しく適応はありません．

- それでは扁平上皮がんだとどうなるのでしょうか．

5）非小細胞肺がんで扁平上皮がんの場合

> ■PD-L1 の発現が 50％以上であれば，ペムブロリズマブを使う．
> ■PD-L1 の発現が 50％未満であれば，プラチナ併用療法（75 歳以上だとカルボプラチン），すなわち昔ながらの化学療法を行う．

となります．非扁平上皮がんで driver mutation がない場合と似た感じです．

- トピックとして，ベバシズマブと似た系統の血管新生阻害薬であるラムシルマブ（サイラムザ®）が，肺がん二次治療においてドセタキセルとの併用で生存期間の上乗せが得られた，ということで，こちらは扁平上皮がんにも使用可能です．治

コラム

喫煙者の肺がんについてのメッセージ

・喫煙者の肺がん…，先に書いたように driver mutation が存在せず，TKI の適応にならないことが多い上に，間質性肺炎が併存して多くの抗がん剤が使えない，という現状です．喫煙者かつ間質性肺炎あり，の症例については，ここ最近進歩はありません．とにもかくにもタバコはダメなのです！　と最後に申し添えたいと思います．

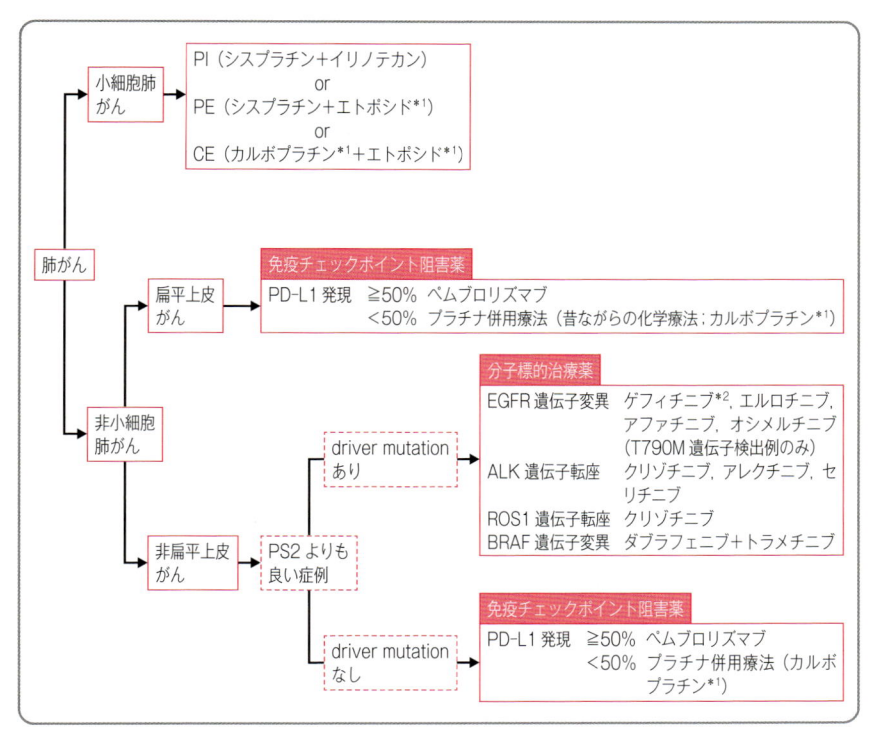

肺がん化学療法のまとめ

*¹：高齢患者（75 歳以上），*²：PS3-4 でも Ex19 欠失，L858R 変異の場合は可

療選択肢がまだまだ少ない扁平上皮がんですが，こちらは効果が期待できます．

• ここまでの薬物療法の考え方をざっくり図にまとめると…，上のようになります．

二次治療

• これまで主に肺がんの一次治療に関して，治療の選択肢をどう考えるかをご紹介しました．

• 一次治療が有効であればあるほど，それが使えないとか，無効になったというと

きの選択肢である二次治療も，生命予後を改善するためには大切になってきます．しかしながら，二次治療に関してはなかなかしっかりしたエビデンスがない，というのが現実です．

- というのも，二次治療に関するエビデンスを出そうとすると，症例の属性，一次治療を揃えた上で，二次治療に関するランダム化比較試験を組まなくてはなりません．ところが現状，新薬が次々と出る中で，一次治療からしてどんどん新しい研究が進んでいて方針が変わり，なかなか属性が揃うほどの症例数が揃わないのでは？という印象です．
- ですからガイドラインでも，二次治療として推奨される選択肢がいくつかある場合，特に優劣が示されていないことが多いのです．

- ハッキリしたエビデンスが示されているのは，EGFR 遺伝子変異があって，EGFR-TKI を使って効かなくなったという場合，再生検をして T790M という耐性遺伝子が見いだされれば，オシメルチニブを使う，というものです．
- それから，EGFR 遺伝子変異が陽性であるものの一次治療で TKI が使われていないケースでは，二次治療に TKI を使います．

- 一次治療に TKI を使われて効果がなくなった場合，二次治療にも（世代の新しい）TKI，ということが以前はよく見受けられましたが，今では T790M のオシメルチニブ以外には推奨されません．それだけ世代間の効果に（今のところ）差が少ないことがわかった，ということなのでしょう．
- 一方，ALK 遺伝子転座陽性例ですと，一次治療にクリゾチニブ（旧世代 ALK-TKI）を使って効果がなくなった症例では，二次治療にアレクチニブ，セリチニブ（新世代 ALK-TKI）OK，なんですね．こちらは世代間の効果に差があるということです．

8. 絶対困る間質性肺炎・肺線維症

- 間質性肺炎，肺線維症は診断に困る，治療にも困る，そういう声を本当によく耳にします．そもそも診断，というか分類は一体どうなっているのか．まずはそこから整理しておくほうがよさそうです．
- まず**間質性肺炎の診断**．「この症例，間質性肺炎かな？」と思われる場面はどんなときでしょうか．まあこれも，急性期と慢性期でずいぶん違うでしょうが…

- 急性期だったら，

> ■特に誘因なし．急速に進行する呼吸困難，低酸素血症がある．
> ■胸部 X 線写真，CT 画像で両側びまん性に陰影を認める．
> ■利尿薬，抗菌薬などの治療に反応しない．

とか典型的ですね．

- 慢性期であれば，

> ■徐々に進行する呼吸困難を主訴として，あるいは健診で引っかかって受診．
> ■胸部 X 線写真，CT 画像で両側びまん性に間質性肺炎っぽい陰影を認める．

という感じでしょうか．
- 「間質性肺炎っぽい」って何やねん，とのお叱りの言葉が聞こえてきそうですが，詳しくは後述します．ここでは，たとえば別の施設に委託して CT 撮影し，所見が返ってきたときに「間質性肺炎の疑い」な〜んて書いてある，そういう場面を想像していただければと思います．

- で，間質性肺炎の分類をガイドライン通りに挙げていくのも，どうなんだろう，と思うわけです．おそらく非専門の多くの方は興味がないのではないでしょうか．
- その理由としてよく耳にするのが，「とにかく分類がややこしい」．特に特発性間質性肺炎群では，病名と病理の名前がごっちゃになっていて整理されていません

し，それでいて（それゆえに？），すべての病名がきちっと定まっているわけでもなく，しかもそれがちょいちょい改訂されていたりもするのです．

- また特発性群では，病理学的な所見が分類の根拠となっているにもかかわらず，その肝心な病理学的分類が病理の先生方の間で一致していなかったりする（言っちゃった…）わけで，私たち呼吸器を専門とする臨床医ですら，正確な分類の全貌を見ているわけではないのですね．いまだに「分類不能」みたいな名前が大手を振って使われていたりしますし…．とても非専門医の先生方に「これをよく覚えておいてください」とは言えないのが正直なところです．

- それから，分類を一所懸命にやっても，結局治療はステロイドだったりして，あまり分類のありがたみがないようにみえる，ということもあるかもしれません．ですから，ここでは治療を意識して，分類を再構成？　してみることにしましょう．

間質性肺炎の分類

- 間質性肺炎の分類でまず大事なことは，**原因がハッキリとあるのか，ないのか**．これによって治療ががらっと変わります．当たり前ですね．原因があるやつはそれを取り除かなくてはならない．ないやつはそうではない．

1）原因のある間質性肺炎

- 間質性肺炎の原因を列記します．

①**薬剤**
■パラコート＊【*DAD*】
■ゲフィチニブ＊【*組織いろいろ*】
■ミノサイクリン【好酸球性肺炎】
■酸素中毒＊【*DAD*】
②**放射線**
③**過敏性肺炎**（鳥関連抗原，加湿器肺，夏型過敏性肺炎）【*HP*】
④**粉じん曝露，アスベストの取り扱い**（じん肺，金属肺，アスベスト肺など）

⑤膠原病
- ■ DM/PM (amyopathic) * 【*DAD*】
- ■ DM/PM 【*NSIP*】
- ■ RA 【*NSIP, UIP, OP*】
- ■ SSc 【*NSIP, UIP*】

⑥血管炎

⑦感染
- ■ウイルス（サイトメガロほか），ニューモシスチス，結核
- ■マイコプラズマ，真菌

*：急速に進行し予後不良なもの
DM：皮膚筋炎，PM：多発性筋炎，RA：関節リウマチ，SSc：全身性強皮症
【　】内は病理パターンを示します．*DAD*：びまん性肺胞障害，*NSIP*：非特異性間質性肺炎，*UIP*：通常型間質性肺炎，*OP*：器質化肺炎，*HP*：過敏性肺炎

- 原因で有名，かつ重要なものは何といっても薬剤です．残念なことに原因となる薬剤などはどんどん増えています．あらゆるジャンルの薬の副作用に「間質性肺炎」と記載されていますし，しかも日本人には薬剤性間質性肺炎が，欧米人より桁違いに多いといわれています．今や何科の医師であっても，薬剤使用中に「これは副作用で間質性肺炎が起こったかもしれない」と気付く眼が必要なのです．
- 他に医原性のものとして胸部の放射線治療による**放射線肺炎**．こちらは画像上の特徴，因果関係がわかりやすいことなどから診断は容易でしょう．
- それから外部環境の原因で多いものとしては，鳥関連の抗原による**過敏性肺炎**があります．過敏性肺炎の原因としては，最近では鳥（の抗原）が話題になることが多く，あとは加湿器肺や夏型過敏性肺炎のように真菌が原因のものくらいです．
- 職業・環境からの**粉じん曝露による間質性肺炎**（過敏性肺炎，じん肺，金属肺，アスベスト肺など）は，昔は多くみられましたが，今は防じんマスクなどのおかげでほとんどみられなくなりました．
- それ以外に多いのは**膠原病**，**血管炎**と**感染**ですね．膠原病の肺病変として間質性肺炎の合併は多くの症例にみられます．多くの場合，ステロイドが効きますので正しく診断する必要があります．血管炎でもしばしば間質性肺炎の合併はみら

れ，基本的にステロイド＋免疫抑制薬による治療になりますので，こちらも正しい診断が必須です．

2）特発性（原因のわからない）間質性肺炎

- さて問題の特発性群です．間質性肺炎のうち，以上で挙げたようなハッキリとした原因がないもの，見つかっていないもの，という位置づけです．名称としては，**特発性間質性肺炎群**，idiopathic interstitial pneumonias（複数形）を略して**IIPs**（複数形）と呼んでいます．
- まずは，2013年に改訂された米国胸部学会/ヨーロッパ呼吸器学会（ATS/ERS）合同ステートメントの分類[1]を示します．

■主要なIIPs

慢性線維化性間質性肺炎
- 特発性肺線維症（idiopathic pulmonary fibrosis：IPF）
- 特発性非特異性間質性肺炎（idiopathic nonspecific interstitial pneumonia：INSIP）

喫煙関連間質性肺炎
- 呼吸細気管支炎を伴う間質性肺炎（respiratory bronchiolitis associated interstitial lung disease：RB-ILD）
- 剝離性間質性肺炎（desquamative interstitial pneumonia：DIP）

急性・亜急性間質性肺炎
- 特発性器質化肺炎（cryptogenic organizing pneumonia：COP）
- 急性間質性肺炎（acute interstitial pneumonia：AIP）

■稀少なIIPs
- 特発性リンパ球性間質性肺炎（idiopathic lymphocytic interstitial pneumonia：ILIP）
- 特発性pleuropulmonary fibroelastosis（idiopathic pleuropulmonary fibroelastosis：IPPFE）

■分類不能なIIPs

■稀少組織パターン

- もう見るだけでイヤになりますね…．しかも「稀少な IIPs」と「稀少組織パターン」って，何が違うのか．「分類不能」って一体どういうことやねん…，ホンマにいい加減にしてほしいです．

- これらは病理所見に基づいた分類ですので，「分類不能」というのは，病理がどれにも当てはまらないということのほか，臨床経過，画像，病理がマッチしない，矛盾するという状況を表すこともあります（実はこういうケースは決して少なくありませんが…）．これについては，後ほどまとめて考えましょう．

- まあ正直，専門家でなければ，細かい分類に興味が湧かないというのもうなずけますし，「稀少なんちゃら…」はあまりお目にかかりません．ここでは治療法に決定的な違いのあるものを取り上げて考えるべく，病名別に治療を比較してみましょう．

■主要な IIPs
- IPF⇒ステロイドは効果がない．効果が期待できるのは抗線維化薬
- INSIP⇒ステロイドが一定の効果を持つ．
- RB-ILD⇒禁煙，ステロイドがよく効く．
- DIP⇒禁煙，ステロイドが効果あり．
- COP⇒ステロイドが効果あり．
- AIP⇒ステロイドの効果は明らかではない．

■稀少な IIPs
- ILIP⇒ステロイドが効くかもしれない．
- IPPFE⇒ステロイド，抗線維化薬をはじめ，効く薬はない．

- 稀少群については稀少なんでハッキリしたことはあまりわかっていませんが，IPPFE には何をやっても効かないだろう，ということはいわれています．

- さてこうしてみると，どうやらそれほど細かい分類をしなくても，ある程度治療の方針を立てることはできるような気がします．結局のところ，**治療の大きなところはステロイドを使うかどうか，**って感じですから．

- そして実際，先の ATS/ERS 合同ステートメント[1]にも「疾患による臨床分類」と

いうものが記載されています．これは，いかにも合理主義の欧米的な分類で，ある程度臨床の経過をみることで，まあいわば時間を味方につける，臨床的に分類していこう，というものです（⇒p.134）．

- 実際は「最初診断したときに○○と考えていたけれど，ステロイドがよく効いた…」とか，「CTの所見が変化した…」とかいうことも結構あるわけで，当初の診断にこだわるのではなく，臨床経過をも診断の材料にして考えていく，ということです．結構大変にみえますが，基本的な考え方を理解していただくとそれはそれで合理的にできています．

原因のある間質性肺炎の診断

- 間質性肺炎に原因があるかどうか，確認する手段は何といっても「病歴聴取」です．ただの病歴聴取ではなく，「詳細な病歴聴取」になります．詳細に病歴聴取をするためには，聴くべきポイントをおさえて，もれなく効率的に確認していく必要があるでしょう．
- そこでp.102〜103の表に挙げた原因，特に因果関係のハッキリした原因別に，尋ねるべきポイントを列挙します．

①「新しく飲み始めた薬，変更した薬はあるか？」
②「処方薬以外に市販薬，漢方薬，健康食品やサプリメントは何か飲んでいるか？」
③「過去1年程度の間に胸部に放射線治療を受けたか？」
④「羽毛布団を使っているか？」「ダウンジャケットを着用しているか？」
⑤「自身のみならず隣人や近隣の居住者が鳥を飼育しているか？」
⑥「加湿器を使用しているか？」「その清掃をきちんと行っているか？」
⑦「居住環境にカビがみられるか？」
⑧「職業上の粉じん曝露，アスベストの取り扱いはあったか？」
■以上の質問に患者さんが「はい」と答える場合は，
①②⇒薬剤性肺炎を疑う．
③⇒放射線肺炎を疑う．
④〜⑦⇒過敏性肺炎を疑う．
⑧⇒じん肺，アスベスト肺を疑う．

1）薬剤性肺炎の診断，検査

- 薬剤性肺炎にも診断基準はあります．日本呼吸器学会による「薬剤性肺障害の診断・治療の手引き」[2]を参照しますと…，

> ■**原因となる薬剤の摂取歴がある**：市販薬，健康食品，非合法の麻薬・覚醒薬にも注意
> ■**薬剤に起因する臨床病型の報告がある**：臨床所見，画像所見，病理パターンの報告
> ■**他の原因疾患が否定される**：感染症，心原性肺水腫，原疾患増悪などの鑑別
> ■**薬剤の中止により病態が改善する**：自然軽快もしくは副腎皮質ステロイドにより軽快
> ■**再投与により増悪する**：一般的に誘発試験は勧められないが，その薬剤が患者にとって必要で誘発試験の安全性が確保される場合

注：上記は「薬剤性肺障害の診断・治療の手引き」では，Camus P et al：Interstitial lung disease induced by drugs and radiation. Respiration **71**：301-326, 2004 からの引用表となっています．

…てなことが書いてあります．が，しかし…，実際の診断となると，なかなかこんな風にうまくはいかないものです．

- まあ，とにもかくにも，繰り返しとなりますが，病歴が大事です．新しい薬剤を開始してから咳嗽，呼吸困難，発熱などが生じてきたときには，胸部のX線写真，CT画像などを確認し，薬剤による肺障害を疑う．そういう流れになります．
- そもそも紳士淑女のたしなみとしては，新しい薬剤を処方しようかというときには，少なくとも副作用に「間質性肺炎」「肺障害」などの文言がないかを確認しておきたいものです．そういう薬剤を開始するときには，患者さんに「咳とか息切れとか，熱が出てきたらすぐに教えてくださいね」とあらかじめ説明しておいていただきたいと思います．また，投与中，定期的に聴診，胸部画像検査やシアル化糖鎖抗原のKL-6などの測定もお願いしたいところです．
- 被疑薬の可能性があるものは，添付文書などで間質性肺炎や肺障害がどの程度の

割合で発生するか，また，PNEUMOTOX ON LINE (http://www.pneumotox.com/) などでどのようなパターンの肺障害があるのかを確認しておく必要があります．

- とはいえ，頻用薬のほか，それほど有名でないもの，健康食品やサプリメントなど，思わぬところからも薬剤性の肺障害は起こってきます．

- …何気なく「肺障害」と書いておりますが，薬剤性の「肺障害」の概念は，薬剤性間質性肺炎を含む，もう少し広い範囲の疾患群を指します．**肺障害を構成する病型**としては，

■ 間質性肺炎
■ ARDS（急性呼吸窮迫症候群）
■ 肺胞出血
■ 肺水腫
■ 好酸球性肺炎

などなどがある，ということになります[2]．ですから**肺障害⊃間質性肺炎**，なのですが，ここらへんは混同されていることも多いようです．臨床の現場では，どれであっても結局は「薬剤中止⇒ステロイド」となるわけですから，無理もありませんが…

- 診断の手順としては上に書いた通りですが，発症時に使用していた薬剤を洗い出し，「それっぽい」ものを抽出する作業が重要です．何をもって「それっぽい」とするかですが，やはりタイミングと頻度，それに病型を総合的に考えることになるでしょう．また，他の原因を除外することも大事です．
- 直接因果関係を確認できるのは誘発試験なのは間違いありませんが，あえてわざわざ病態を再現する，という手法は倫理的に問題があるということで，行うことは推奨されません．ウチでもやってません．ただ，それゆえに，この薬剤性肺障害の診断には非常な困難がつきものとなったことも紛れもない事実です．

- 診断につながる検査として期待されているものには薬剤リンパ球刺激試験（drug lymphocyte stimulation test：DLST）があります。患者さんの末梢血からリンパ球などを採ってきて培養し、被疑薬と混ぜてリンパ球がどれだけ増殖するかをみる、というものですが、取り扱いには問題が多いです。
- 一応のカットオフというものはありますが、薬剤によってはそれ自体にリンパ球刺激能を有していたり、逆にリンパ球機能抑制作用があったりして、結果の判定が困難なものもあります。また、そもそもDLSTの結果と被疑薬の再投与とに相関がなかった、とする報告もありまして、過度にあてにしてはならない、という位置づけです。
- p.107の診断基準にも、DLSTの表記はみられません。もちろん、臨床的に「それっぽい」ものが陽性であったりしたら、その結果は尊重されるべきでしょう。なお、DLSTは2018年1月現在、薬疹以外の保険適用はありません。

- そういうわけで、私たちが行っている薬剤性肺炎（肺障害）の診断・治療手順は、

> ■とにもかくにも病歴から、薬剤による間質性肺炎（肺障害）ではないかと疑う。
> ■被疑薬を中止する。
> ■症状があればステロイド投与を行い、低酸素が強い場合や重症化することが予想される被疑薬であれば大量投与、症状が強くなければ中等量の投与とする。
> ■可能であればDLSTを施行し、診断を確定する努力を行う。
> ■経過を確認する。

ということになります。薬剤によって経過やステロイドの反応も異なりますので、経過の確認も含めて総合的に診断することになります。

2）過敏性肺炎の診断，検査

- 過敏性肺炎の診断は、BAL（気管支肺胞洗浄）とかTBLB（経気管支肺生検）とかでするんじゃなかったっけ？ CTでは結構特徴的な陰影があったよね？ そこまで病歴を掘り下げなきゃならないの？…、と思われた方、よくご存じですね。
- ただ、そういう風にキャラが立っていて診断が可能なのは、過敏性肺炎の中でも

急性〜亜急性の経過をとる群です．この群は，以下のように，かなりアレルギー臭のする病歴，BAL/TBLB 所見，画像所見を持っていますので…

■病歴上，**抗原曝露**して数時間の経過で，乾性咳嗽，呼吸困難，発熱などの症状が生じる．**抗原回避**すると症状は軽快する⇒いかにもアレルギーという症状です．

■**BAL** にてリンパ球（アレルギー反応で増える）の増多を認める．**CD4$^+$/CD8$^+$比**は，夏型過敏性肺炎では低下し 1 以下となるが，鳥関連の過敏性肺炎や農夫肺*では上昇する．

■**TBLB** や**肺生検**にて得られた組織では，リンパ球の浸潤とともに肉芽腫（アレルギー反応の結果みられることが多い）を認める．

■**CT 画像**では，抗原に触れる場所（細気管支の周囲）の肺胞が細胞浸潤，間質性変化を起こしていることを反映して，細気管支の周囲（小葉中心性）のすりガラス影を呈する⇒詳しくは図説入りでわかりやすい拙著「レジデントのためのやさしイイ胸部画像教室」[3]をご覧ください（笑）．

*農夫肺：枯れ草，干し草や飼料に生えたカビ（好熱性放線菌）によって起こる過敏性肺炎．農業従事者に多くみられるため，この名がある．

- ところが慢性型の過敏性肺炎では，こういうアレルギー性の炎症成分が枯れてきて，ただただ線維化が進行していくことになります．そのため上記のような特徴的な病歴や検査所見を示すことが減ってきます．画像上も進行した線維化は蜂巣肺を作り，それゆえに特発性肺線維症（IPF）と区別がつきにくい，それゆえの「病歴重視宣言」なのです．

- 具体的な診断手順を挙げてみましょう．

- 急性型の場合，上記のように病歴・画像である程度鑑別を絞り込んでいきます．抗原回避をして症状が軽快するかどうかは，急性型の診断においてはカギとなる情報です．
- 住居や職場などが原因で抗原回避が簡単にできない場合，入院による抗原回避をします．基本的に昨今，誘発試験というものは倫理的にどうか，ということがい

われてはいますが，患者さんの都合で一時帰宅をしたときに，良くなっていた症状が再燃した，となれば，非常にそれっぽい，となるでしょう．

- 検査としては，BAL，TBLB，それに外科的肺生検がありますが，それで診断確定，とはなりません．あくまで診断には，免疫学的に因果関係を証明することが必要です．
- 慢性型の場合，進行性の拘束性障害，線維化，蜂巣肺があるという IPF と共通の特徴に加えて，やはり免疫学的な因果関係を証明しなくてはなりません．いずれも具体的には，

■患者さんの周囲環境に存在する原因と疑わしい抗原に対する特異抗体を証明する．
■特異抗原によるリンパ球刺激試験が陽性である．
■吸入誘発試験が陽性である．

なのですが，誘発試験は前述の通り，倫理的問題もあり，避けられる傾向にあります．リンパ球刺激試験も簡単ではありません．残るは特異抗体ですが，保険適用があるのは抗 *Trichosporon asahii* 抗体検査のみ，と診断に大幅な制限がかかっているのです（2018 年 1 月現在）．

- ですから，特に**慢性過敏性肺炎の診断・治療手順**では，

■とにもかくにも病歴から，抗原曝露による過敏性肺炎ではないかと疑う．
■疑わしい抗原を回避して経過をみる．
■夏の終わりに症状が出現する，家庭内にカビが多い，など夏型過敏性肺炎を疑わせる状況であれば，抗 *T. asahii* 抗体検査を施行して診断を確定する努力をする．
■改善がなければステロイド投与．通常は中等量の投与を行う．
■経過を確認する．

といったことが大切です．
- 病歴上疑われても，抗原回避，それからステロイド投与，というやり方ぐらいし

かないのが実情かと思いますが，それでも IPF だからと手をこまねいているより
はいいのかもしれません．

- あと，**KL-6** が妙に高い（3,000 以上），季節性変動がある，とかの特徴があると
過敏性肺炎を疑いたいところです．鳥関連の慢性過敏性肺炎なら KL-6 は夏より
冬に高く，夏型過敏性肺炎なら文字通り夏に高い，といわれています[4]．

3）膠原病に合併した間質性肺炎

- 膠原病の多くでは，肺病変，特に間質性肺炎を合併します．また，膠原病のタイ
プによって，ある程度どのような肺病変が生じるか，予後や治療反応性にも一定
の傾向がみられます．逆に間質性肺炎においては，基礎に膠原病があるかどうか
で，治療・予後がずいぶん変わってきます．
- たとえば，特発性である IPF とよく似た画像・病理所見（通常型間質性肺炎：
UIP）を持つ膠原病性の間質性肺炎は，ステロイド投与が避けられる IPF とは異
なりステロイド治療の積極的な適応となりますし，予後は IPF と比較すると良い
といわれています．
- また，急速に進行する間質性肺炎で，IPF の急性増悪と紛らわしい amyopathic
（筋炎症状のない）DM-IP（皮膚筋炎合併間質性肺炎⇒p.151～153）は，ステ
ロイド＋免疫抑制薬の 2 剤併用療法など，積極的な治療が行われます．

- したがって，間質性肺炎が存在する，となったら，膠原病が基礎にあるかないか
を確認することも，環境や薬剤を確認するのと同様，重要なことです．

- 通常，膠原病の診断というのは，各々膠原病のタイプに特徴的な症状，症候が
あって，そこから診断を進めていくものです．たとえば，

> ■朝のこわばり，左右対称に（特に中手節関節や手関節に）生じている多発関
> 節炎⇒**関節リウマチ**
> ■ヘリオトロープ疹，ゴットロン徴候，筋症状⇒**皮膚筋炎，多発性筋炎**
> ■皮膚硬化，舌小帯短縮，肺高血圧，食道運動の低下⇒**強皮症**
> ■眼・口腔の乾燥症状，環状紅斑⇒**シェーグレン症候群**

■中途半端に重複する膠原病症状，肺高血圧，レイノー症状，手指のソーセージ様腫脹や浮腫⇒混合性結合組織病

のように…

- ところがここで紛らわしいことに，「肺病変先行型の膠原病」という一群が存在するのです．すなわち，結果的には膠原病なんだけれども，間質性肺炎などの肺病変が先行し，その先行している時期には他の病変がみられないために，一見特発性にみえてしまう，というものです．
- そうすると初診時に「特発性だ」と診断して積極的な治療を行わなかった，その後，膠原病っぽい症状が出てきて，「治療すべきだった」となる可能性があるわけです．
- そういうことがわかってきましたので，その時点で原因不明，特発性とされる症例についても，「膠原病っぽい要素がある」「膠原病の香りがする」ようなものはちょっと別扱い，ないし膠原病として治療を始めておく，という考えが出てきました．

- たとえば，60歳以上で男性は特発性が多いけれども，50歳未満で女性なら膠原病が基礎にあると疑え，とか，スクリーニングとして抗核抗体＞320倍やRF（リウマトイド因子）＞60のように高力価だったら疑え，とか，診断基準は満たさないものの少しでも（前述のような）膠原病様の症状があったら疑え，とかですね．最近では，初診時の時点でスクリーニング的に自己抗体をガバッと手当たり次第に測定しておき，で，引っかかったものについてマークしておく，ということもされています．
- 「Choosing Wisely（適切に医療資源を選択する）」の観点からすると，スクリーニングとして手当たり次第に抗体を測定，というのは，あまりほめられたものではないようにも思いますが，症状が出る前から抗体陽性であれば肺病変先行型を疑う，といわれると，やむを得ないのかなという感じです．

- たとえば，よく測定される自己抗体とそれが特異的な意味を持つ膠原病には，以

下のようなものがあります（詳細は各診断基準参照）．

■RF，抗 CCP 抗体⇒関節リウマチ
■抗 ARS 抗体（抗 Jo-1 抗体を含む），抗 MDA5 抗体⇒多発性筋炎，皮膚筋炎
■抗トポイソメラーゼⅠ抗体（以前は抗 Scl-70 抗体），抗セントロメア抗体，抗 RNA ポリメラーゼ抗体⇒強皮症
■抗 dsDNA 抗体，抗 Sm 抗体⇒全身性エリテマトーデス
■抗 U1RNP 抗体⇒混合性結合組織病
■抗 SS-B 抗体⇒シェーグレン症候群
■抗リン脂質抗体⇒抗リン脂質抗体症候群

4）血管炎に合併した間質性肺炎・肺病変

- 血管炎にもしばしば肺病変を合併します．間質性肺炎以外の病変も多いのですが，間質性肺炎もみられます．呼吸器内科に縁のある（肺病変を起こし得る）代表的な血管炎と，その特徴は…，

■間質性肺炎ないし肺胞出血，腎障害はじめ全身臓器に炎症，MPO-ANCA 陽性⇒顕微鏡的多発血管炎（microscopic polyangiitis：MPA）
■喘息を基礎に持つ頑固な炎症症状，多発する神経症状，好酸球増多，MPO-ANCA 陽性⇒好酸球性多発血管炎性肉芽腫症（eosinophilic granulomatosis with polyangiitis：EGPA，旧アレルギー性肉芽腫性血管炎）
■頑固な上気道（耳，眼，鼻，咽喉頭）の炎症に引き続いての発熱，喀血や肺の結節の後腎障害，PR3-ANCA 陽性⇒多発血管炎性肉芽腫症（granulomatosis with polyangiitis：GPA，旧ウェゲナー肉芽腫症）

- 上に挙げたような特徴的な症状と，比較的特異度の高い ANCA（抗好中球細胞質抗体）を測定することで，典型的な症例では比較的容易に診断に至ります．しかしもちろん非典型的，診断困難な症例も決して少なくありません．
- 血管炎の中で間質性肺炎を合併することが多いのは MPA で，しばしば臨床上 IPF

との鑑別が問題になることがあります．逆に，IPF でも，MPO-ANCA 陽性例がしばしばみられ，その後経過中 MPA に進展したという，肺病変先行型膠原病的な，肺病変先行型血管炎とでもいうべき病態が見受けられます．

5）感染症によって生じた間質性肺炎

- 感染症によって，両側（びまん性）にすりガラス影≒間質影をきたすような症例はしばしば経験されますが，それはもう間質性肺炎，というよりも感染症として扱うほうがいいと思いますので，ここでは診断のための手段と治療について表にまとめておくにとどめておきます．

	診断法	治療薬
■サイトメガロウイルス	C7-HRP，気管支鏡	ガンシクロビル
■ニューモシスチス	β-D-グルカン，気管支鏡	ST 合剤
■マイコプラズマ	抗原迅速検査	マクロライド系抗菌薬
■真菌	β-D-グルカン，気管支鏡	抗真菌薬

特発性（原因のわからない）間質性肺炎の診断

- ついに皆さんお悩みの，特発性です．なかなか入り組んだ解説となってしまってますが，間質性肺炎診療にあたって一度は通読のうえ，ご理解いただきたい内容です．ぜひ最後まで，お付き合いください．

1）病理学的な側面からの分類

- 特発性群，あるいは原因のある間質性肺炎，いずれにおいても，その病理像は治療反応性や予後と関係が深いものです．ただそのニュアンスは疾患分類において多少（結構）異なりますし，現在（2018 年 1 月），各々の病理像そのものに私たちがどこまで迫れているか，これも実は心許ないところがあるのです．
- 一体どういうことか，まずは現状での病理学的分類を整理してみましょう．主に

特発性群を分類するのに使われる<u>病理パターン</u>（**「病名」ではありません**）には，以下のものがあります．

■通常型間質性肺炎（usual interstitial pneumonia：<u>UIP</u>）
■非特異性間質性肺炎（nonspecific interstitial pneumonia：<u>NSIP</u>）
■呼吸細気管支炎を伴う間質性肺炎（respiratory bronchiolitis associated interstitial lung disease：<u>RB-ILD</u>）
■剝離性間質性肺炎（desquamative interstitial pneumonia：<u>DIP</u>）
■器質化肺炎（organizing pneumonia：<u>OP</u>）
■びまん性肺胞障害（diffuse alveolar damage：<u>DAD</u>）

• これらは各々，p.104 で述べた病名に対応した病理所見です．すなわち，上の病理所見を持つ特発性の間質性肺炎に，そうした病名がつく，ということになります．
• 病名（⇒p.104）と病理所見の対応表を以下に挙げます．

IPF	⇔	UIP
INSIP	⇔	NSIP
RB-ILD	⇔	RB-ILD
DIP	⇔	DIP
COP	⇔	OP
AIP	⇔	DAD

• これらの分類は病理学的に決められているものですから，当然その診断には胸腔鏡下（外科的）肺生検による大きめ（1 cm 角とか）の組織が必要です．ですが，全身麻酔下での手術のリスクそのものに加えて，一定頻度であり得る急性増悪のことを考えると，実際問題なかなか踏み切れるものではありません．

• 幸い，p.105〜106 で書いたように，IIPs の診断は病名を細かく分類しなくても，大きく分けて，

> ■**IPF**：ステロイドの効果がない，使わないほうがいい．
> ■**IPF 以外**：ステロイドが効く可能性がある，使ってみるほうがいい．

の 2 つに分ければ，おおよその治療方針（要はステロイドを使うか使わないか）が決まりますので，とにかく IPF の診断が大事なのです．

2）IPF の診断：プライマリケアの現場でできること

- で，その大事な IPF の診断だけは，できるかぎり専門外の先生方にも診断していただけるように，外科的肺生検なしで診断可能，というふうにガイドラインでも定められているのです．

- 具体的には，**まずは薬剤や鳥抗原への曝露，膠原病や血管炎といった既知の原因がみられないことを確認し，HRCT で UIP パターンを認めれば，IPF と診断できます．**
- ここで「HRCT で UIP パターン」という言葉が出て参りました．米国のガイドライン[5]では HRCT 所見によって，①UIP パターン，②Possible UIP パターン，③Inconsistent with UIP パターンの 3 つが，きちんと定められています．

> ■**UIP パターン**⇒4 つの所見すべてを満たす．
> ①胸膜直下，肺底部優位の分布
> ②網状影
> ③蜂巣肺（牽引性気管支拡張はあってもなくてもよい）
> ④UIP パターンに矛盾する所見（Inconsistent with UIP パターン）がない．
> ■**Possible UIP パターン**（UIP の可能性ありパターン）⇒3 つの所見すべてを
> 　満たす．
> ①胸膜直下，肺底部優位の分布
> ②網状影
> ③UIP パターンに矛盾する所見（Inconsistent with UIP パターン）がない．

■**Inconsistent with UIP パターン**（UIP に矛盾するパターン）⇒7 つの所見
のうち，いずれかを満たす．
①上中肺優位の分布
②気管支血管束周囲優位の分布
③広範囲のすりガラス影（範囲が網状影の範囲より大きい）
④小粒状影が多数見られる（両側，上葉優位）
⑤嚢胞が散在（多発，両側，蜂巣肺から離れた場所に存在）
⑥びまん性のモザイクパターン/エア・トラッピング（両側，3 葉以上に存在）
⑦肺区域や葉に及ぶコンソリデーション（浸潤影）

- 病理パターンを「ある程度」反映する画像としてよく用いられるのが HRCT です．侵襲はあまりありませんし，繰り返し施行することが可能ですので，大変頼りになりますが，必ずしも万能ではない，ということも知っておいていただきたいです．
- 読影は，間質性肺疾患に精通された放射線科医にお任せいただけるのであればそれに越したことはありませんが，ご自身で読影しなくてはならない，ということもあるでしょうから，まずは典型的な「パターン」をご紹介します．

2-1）UIP パターン

- 次ページの上の写真は，胸膜直下，肺底部優位の分布がよくわかる胸部単純 X 線写真です．

- 次に HRCT 画像で，胸膜直下，肺底部優位の分布・網状影・蜂巣肺に代表される典型例を載せておきます．

- 蜂巣肺と簡単に申しますが，これがまた，突き詰めれば突き詰めるほど難しいものなのです．ここでは，専門家向けの議論は思い切って端折り，概要をつかんでいただくことを優先して述べていきます．
- 用語の定義については，正確を期して Fleischner Society によるもの[6]を引用し

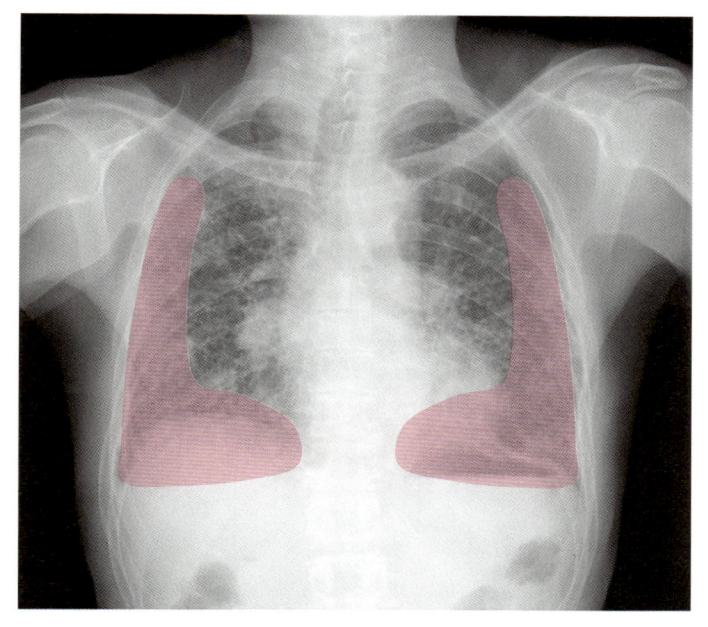

UIP パターン：胸膜直下，肺底部優位の分布（網掛け部分）

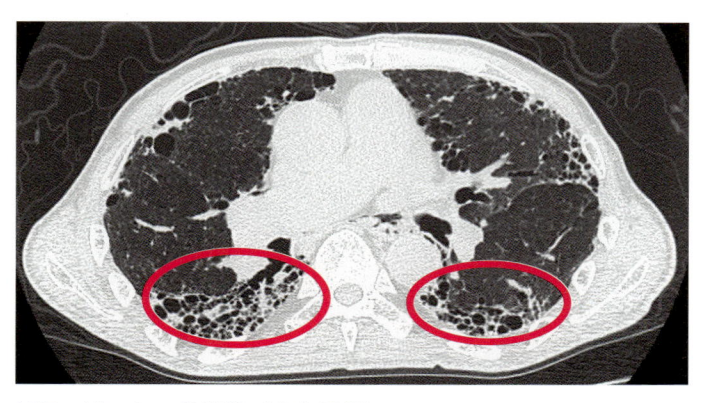

UIP パターン：蜂巣肺（赤丸部分）

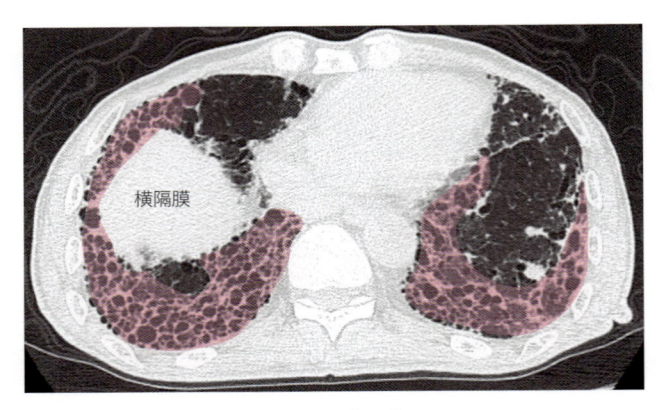

横隔膜

UIP パターン：蜂巣肺（網掛け部分）

たいと思います．

> 「蜂巣肺（honeycombing）は，典型的には径が 3〜10 mm で，壁の厚みは
> 1〜3 mm の円形の陰影が集簇したもので，蜂の巣に似ている．それは肺病変
> の終末期を意味する．CT スキャンでは，典型的には径が 3〜10 mm だが，時
> には 2.5 cm にも及ぶ嚢胞が集合して見える．蜂巣肺は通常は胸膜直下にあり，
> 明瞭な壁を持つ」

- この定義以外に，嚢胞，すなわち円形の陰影が重層（少なくとも 3 層以上ある），
  隣り合う嚢胞は壁を互いに共有する，空間的・時間的不均一性がある，などの特
  徴が挙げられています．ここを突き詰めると大変ですので，軽く流しておきま
  しょう．

- ということで典型的には先に挙げた写真のような陰影となります．シェーマとし
  ては，次ページのような図で表されます．

- もう一つ出てきた網状影，こちらも Fleischner Society による解説[6]を紐解いて
  みましょう．

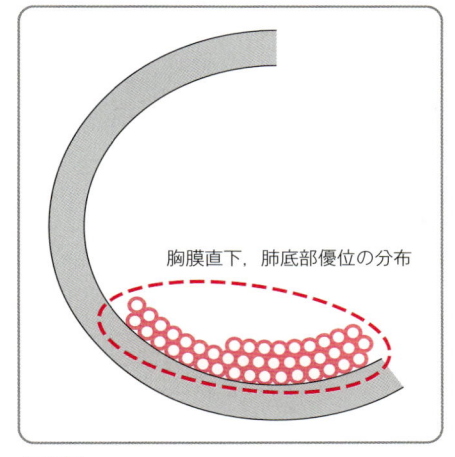

胸膜直下，肺底部優位の分布

蜂巣肺

「胸部 X 線写真上は，網状影は無数の小さな（短い）線状影の集まりで，その総和として網に似た陰影を呈する．この所見は通常，間質性肺疾患を意味する．網状影を構成するのは小葉間隔壁，小葉内の（微細な）線状影，蜂巣肺における囊胞の壁などで，いずれにせよ HRCT ではより明瞭に見られる．蜂巣肺と網状影は同義と考えられるべきではない」

- 肝心なところは「網に似た陰影」ですが，付け加えるならば，間質性肺疾患の存在を反映して，背景にすりガラス影があるのが一般的です．

- 網状影の実物とシェーマは次ページのような感じですね．この症例は蜂巣肺がないので，次に述べる Possible UIP パターンと考えていいでしょう．

2-2）Possible UIP パターン

- この所見は文字通り「UIP の可能性あり」ということで，実際に UIP 病変も多く含まれているのですが，たとえば純 IPF ではなくて肺病変先行型の膠原病合併

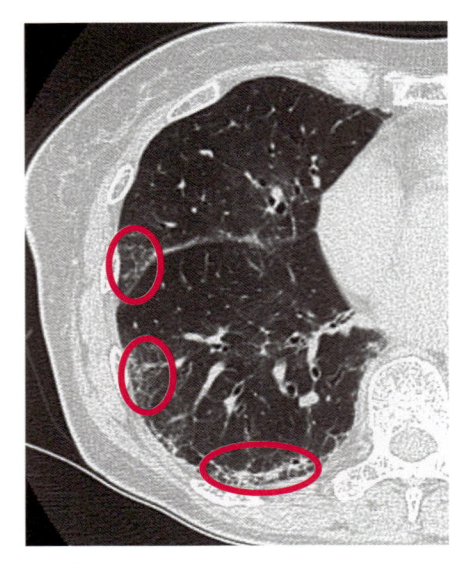

網状影（赤丸部分）

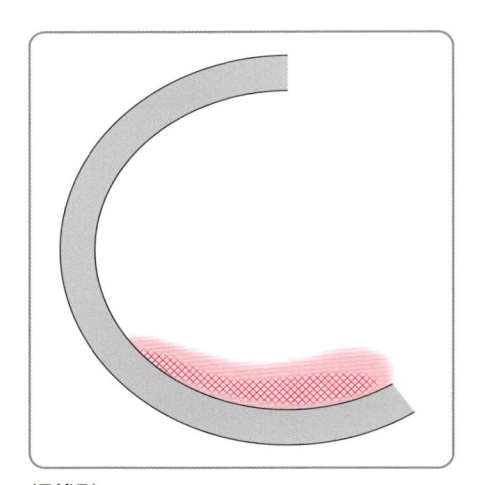

網状影

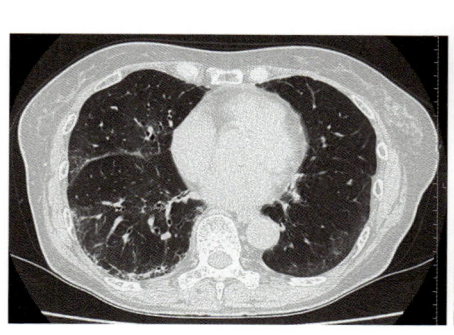
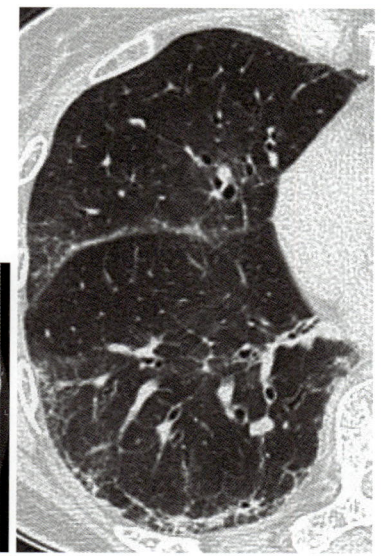

Possible UIP パターン

UIP 病変とか，線維化のある NSIP も少なからず含まれてくるので始末が悪いです．

> **Possible UIP パターン＝UIP パターン－蜂巣肺**

と単純化されていますが，要は蜂巣肺がないので UIP パターンとは断言できないけれど，分布や網状影の存在から UIP の可能性はある，ということ．Possible UIP パターンの中にも IPF が少なからず含まれていることがわかっていますが，ガイドラインの手順としては，肺生検をしてエキスパートたちの議論を経て診断せよ，みたいなことが推奨されています．例の ARS/ERS 合同ステートメントでは，IPF 以外は基本，全部肺生検，という論調ですので…

- 実際，病理組織学的に UIP と確認された症例の HRCT 画像を検討したところ，約 1/3 が典型的 IPF，1/3 が Possible UIP パターンであったものの，残り 1/3 で

は Inconsistent with UIP パターンに含まれる NSIP や分類不能型の所見を呈していたといいます[7]．つまり，HRCT はあてにならない，ということです．

- 逆に，CT 上 UIP パターンであればほとんど病理で UIP ですが，Inconsistent with UIP パターン（NSIP パターン）でも 30％に，病理所見で UIP の病変が含まれているという報告もあるのです[8]．

- 実際，当初 NSIP 様に見えて，ステロイド治療をやっているうちに蜂巣肺を形成してくるケースもしばしばあります．肺生検をして病理組織学的に診断してすらそういう事例がありますから，その辺をどう扱うか…

- それは結局のところ，「ある治療が効かない場合に，それに執着しない」ことが大事なのかなあ，と思います．NSIP と当初診断し，ステロイド＋免疫抑制薬を投与しているのに，着々と線維化，蜂巣肺が進行してきたら，抗線維化薬に切り替える，逆もまた然り，ということですね．

- ところで，HRCT の用語として，「NSIP パターン」「OP パターン」「HP パターン」「BO パターン」などなど，ありますが，これらは Possible UIP パターンに入るのでしょうか？ いいえ違います．HRCT で「UIP っぽい」というくらいなので，Possible UIP パターンには UIP 以外の病理組織を示唆する所見は含まれていません．それらは，次の Inconsistent with UIP パターン（UIP に矛盾するパターン）に含まれます．

2-3) Inconsistent with UIP パターン（UIP に矛盾するパターン）

- UIP 以外の病理組織を示唆する HRCT のパターンです．とはいえ，上でも述べた通り，この中にも IPF が含まれている可能性は多々あるのですが…．いくつかの代表的なパターンに分類してみましょう．

■NSIP パターン
■OP パターン
■HP パターン
■BO パターン

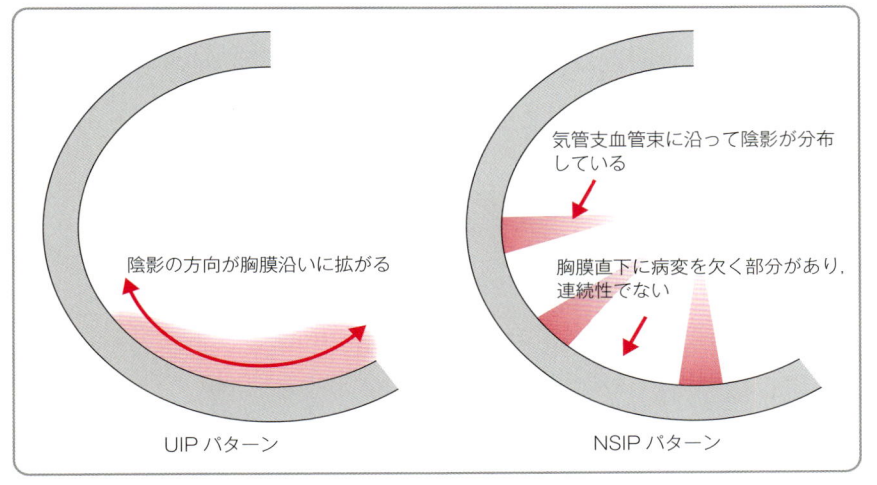

気管支血管束に沿って陰影が分布
している

陰影の方向が胸膜沿いに拡がる

胸膜直下に病変を欠く部分があり,
連続性でない

UIP パターン

NSIP パターン

UIP パターンと NSIP パターンの違い

ⅰ）NSIP パターン

- NSIP パターンの特徴としては,「病変が均質」「気管支血管束周囲に分布する」「すりガラス影が主体」などがキーワードとして挙げられます. 対して UIP パターンの特徴は,「病変が不均質」「胸膜直下に分布する」「蜂巣肺が主体」となります.

- 病変が均質/不均質？ とか,ちょっと哲学的？ 文学的？ な表現もあり,このあたりで非専門の先生方の多くは挫折される印象ですが,できるだけエッセンスに絞ってお伝えしてみます.

- まずわかりやすいところから参りましょう.「すりガラス影主体」. これは特に細胞型 NSIP で見られ,細胞浸潤を意味して予後の良さそうな所見になります. 線維化型 NSIP だとこれに網状影が乗ってきたり,牽引性気管支拡張がみられたりします.

- 病変の分布は時に特徴的です. UIP パターンでは図のように陰影が胸膜に沿って横方向？ に拡がるパターンが多く,胸膜直下の病変が一番強いという分布が典型的です.

- それに対して,NSIP パターンでは,縦方向,というか,気管支や血管が枝分かれをして分布していて,その方向,特に,気管支と肺動脈は束ねられていて気管支

血管束というのですが，それに沿って陰影が分布しているのが典型的です．

- 特に胸膜直下において，NSIP パターンではしばしば気管支血管束の間が開いていて，病変が spare される（免れる）様子がしばしばみられます．

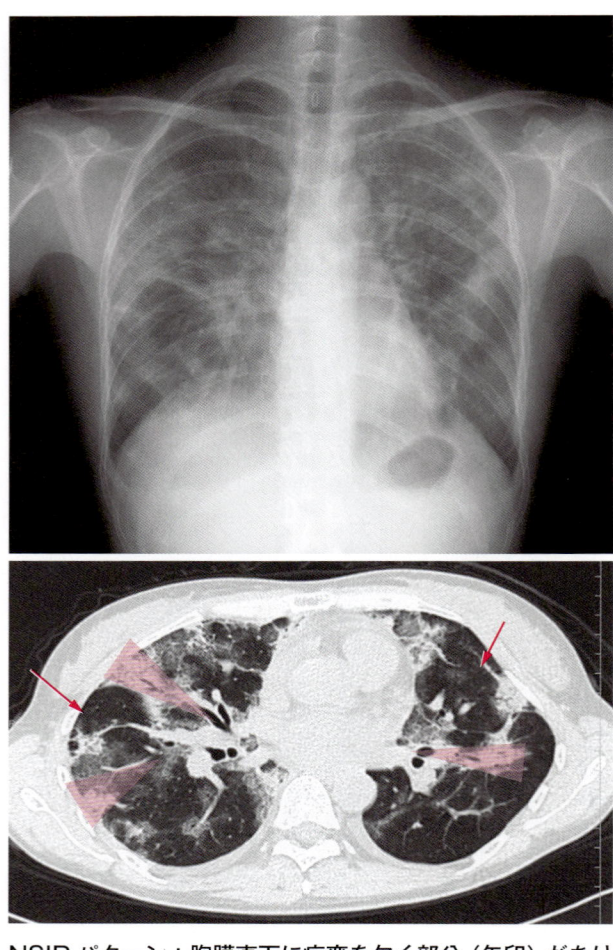

NSIP パターン：胸膜直下に病変を欠く部分（矢印）があり連続性でない，気管支血管束に沿った分布（網掛け部分）がみられる．

- NSIP パターンの実例は，こんな感じになります．気管支血管束周囲に分布する，すりガラス影主体の陰影で，胸膜直下には連続性，横方向の病変でなく，病変のない部分が見られる，という感じですね．

- NSIP パターンの特徴は，先の Inconsistent with UIP パターン（⇒p.118）のうち，

■気管支血管束周囲優位の分布
■広範囲のすりガラス影（範囲が網状影の範囲より大きい）

を含んでいますから，典型的な UIP じゃない，ということは確かなのですが，しばしば UIP と鑑別困難な例も見受けられます．

- NSIP パターンを見かけたら，特発性かどうかを確認します（膠原病性であることが多いですが）．特発性であれば，まずは INSIP（⇒p.135〜136）の治療を行います．ただ，ステロイド，免疫抑制薬に反応がなく，線維化が進行するようであれば，IPF に準じた治療に切り替えていくという姿勢も必要でしょう．

ⅱ）OP パターン

- OP パターンの特徴は，先の Inconsistent with UIP パターンのうち，

■気管支血管束周囲優位の分布
■肺区域や葉に及ぶコンソリデーション（浸潤影）

を含んでいます．
- 「斑状のコンソリデーションで周囲にはすりガラス影もある」「胸膜直下や気管支血管束周囲に分布する」「分布は両側下肺が主体」「網状影や蜂巣肺なし」「コンソリデーションは自然軽快もある」などが鑑別のキーワードとして挙げられます．

- OP パターンの典型例は，こんな感じです．両側下肺，胸膜直下に分布するコンソリデーション．周囲にすりガラス影を伴いますが，網状影や蜂巣肺は見られません．

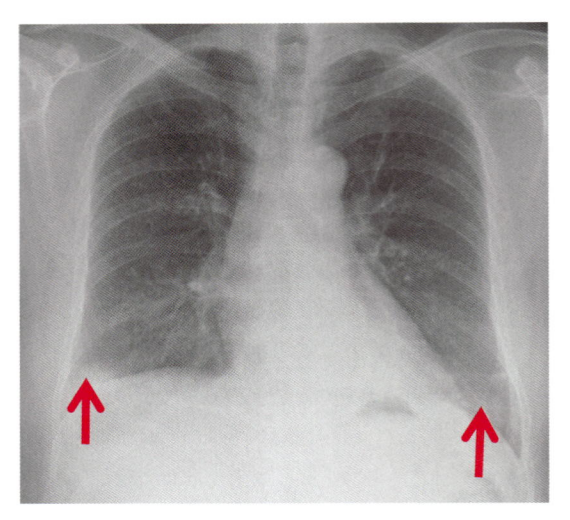

OP パターン①：両側下肺野優位に浸潤影（矢印）

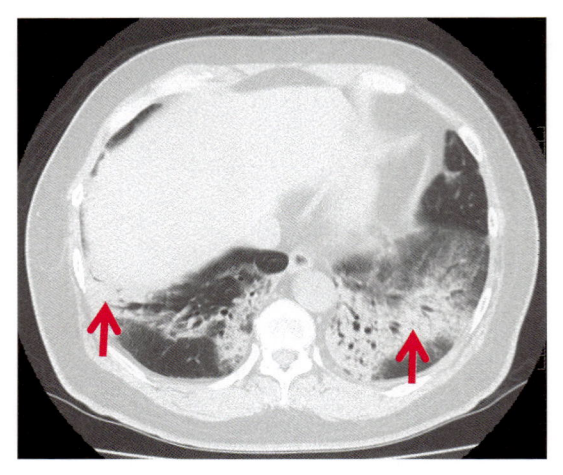

OP パターン②：両側下肺野優位に浸潤影（矢印）

- OP パターンを見かけたら，こちらも特発性か原因のあるものかを確認し，OP（COP）の治療を行います（⇒p.138）．

ⅲ）HP パターン

- HP（過敏性肺炎，hypersensitibity pneumonitis）パターンの特徴は，先の Inconsistent with UIP パターンのうち，

■上中肺優位の分布
■小粒状影が多数見られる（両側，上葉優位）．

を含んでいます．ここでいう小粒状影はその1つ1つがすりガラス程度の淡い粒であることが多いのですが，これを「すりガラス」と言ってしまうと話がややこしくなるので，粒状影で通しておきます．HP パターンといっても，慢性型ではなく亜急性に進行してくる，炎症成分の多いやつがこういう感じになります．慢性型は網状影と蜂巣肺形成があり，UIP パターンとしばしば鑑別が困難です．
- 典型的には，以下のような画像になります．

ⅳ）Inconsistent with UIP パターンの残り（BO パターン，その他）

- それでは，先の Inconsistent with UIP パターンのうち，残りの以下のパターン

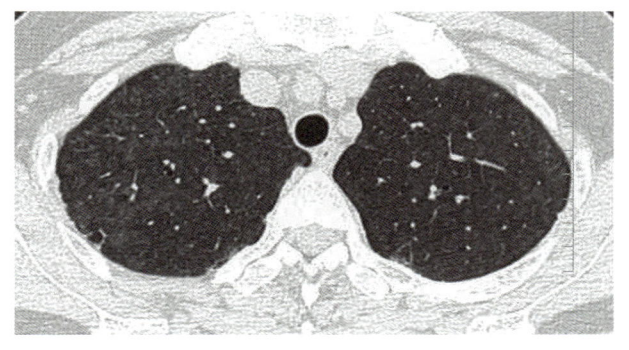

HP パターン：両側上肺優位にびまん性に淡い粒状影がみられる．

は，どんな疾患を想定しているのでしょうか？

■嚢胞が散在（多発，両側，蜂巣肺から離れた場所に存在）
■びまん性のモザイクパターン*/エア・トラッピング（両側，3葉以上に存在）

*モザイクパターン：病変部がすりガラス様に白く（濃度が高く）なり，非病変部が正常
濃度，もしくは黒く（濃度が低く）なって，いわゆるモザイク模様のような見た目にな
る所見をいいます．肺野濃度の高い部分と正常もしくは低い部分は直線的に境されて
いることも多く「地図上分布」とも呼ばれます．モザイクパターンを呈する疾患は，
BO 以外にニューモシスチス肺炎が有名ですが，それ以外に血流が低下する肺血栓塞栓
症や原発性肺高血圧症などでもみられます．

- 嚢胞は COPD などの嚢胞性疾患で，モザイクパターン/エア・トラッピングは閉
塞性細気管支炎（bronchiolitis obliterans：BO）です．BO は専門でない先生
方にとってはあまり馴染みがないかもしれませんが，細気管支レベルで気管支粘
膜下やその周囲組織が線維化を起こすことで，気道の狭窄・閉塞を起こす疾患で
す．
- 関節リウマチ（RA）に合併したり，ウイルスなどの感染症であったり，移植後の
移植片対宿主病（GVHD）として発症する例が知られていますが，それ以外の背
景ではあまり見かけません．ですから呼吸器専門医とそういう背景疾患をご覧に
なる先生方にしか馴染みがないのです．
- BO は細気管支の疾患で，画像所見としては細気管支そのものの病変は CT でも
描出されず，吸った空気が出にくくなることを反映して過膨張とかエア・トラッ
ピングが見られますが，それ以外の濃度が上昇する系の陰影はあまり見られませ
ん．進行してくると細気管支よりもう少し太い気道壁の肥厚や気管支拡張などが
見えてきますが，それでもすりガラス影とか蜂巣肺など，「間質性」の陰影には縁
がありません．

- そういう意味でも間質性肺炎の範疇に入れるべきかどうかは微妙な疾患ですが，
両側びまん性に病変があるという意味で，というか，他にあまり同類の疾患がな
いからか，間質性肺炎に入れて論じられることが多い印象です．RA に合併する
からといって間質性肺炎に含めるのも，何だかなあ，という気がしますが…

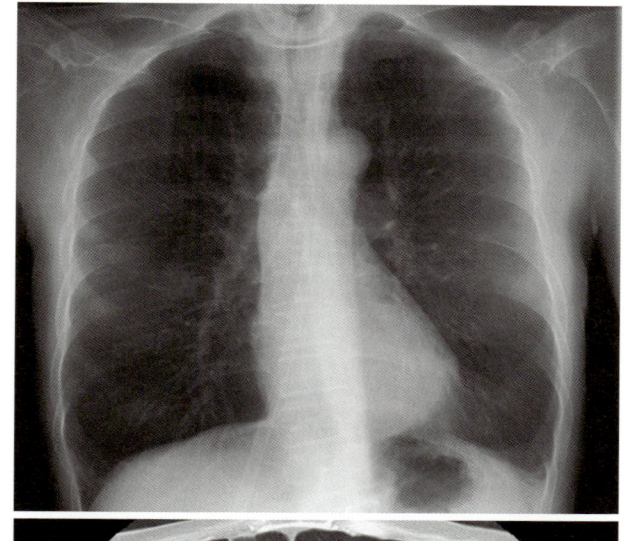

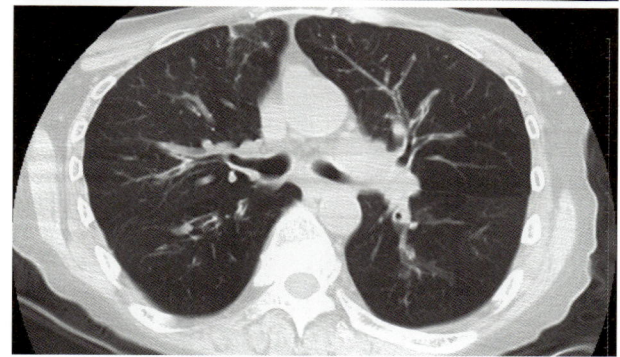

BO パターン

3) 胸腔鏡下肺生検（VATs）や外科的肺生検ができない，どうするか？

• ここで困るのが，「ウチでは外科的肺生検はハードルが高い」「ウチにはエキスパートなんていませんよ」という場合．というか，そういうことができる施設はなかなかありません．正直，ウチでも，外科的肺生検はなかなかやっていない．言葉はあまりよくありませんが，「どうせ（リスクを冒して）肺生検をやっても，

ステロイドを使うかどうかしか決められないんでしょ」みたいな風潮もあるように思います.

• ステロイドを使うかどうかに関してハッキリしているのは,

> 特発性で, 蜂巣肺のある UIP パターンを呈していたら, IPF なのでステロイドは使わない.

です.

• まあこれも, 肺病変先行型の膠原病があったり, 鳥関連の過敏性肺炎があったりで,「特発性で」の前提条件が崩れることもありますが, 特発性の中では議論の余地はないでしょう.

• もう 1 つ言えるであろうことは,

> 特発性で, Inconsistent with UIP パターンを呈していたら, ステロイドを試してみる価値はある.

です.

• どうしても肺生検が無理, というセッティングで, 現実に広く行われていることだと思います. ただし, くれぐれも申しますが, ガイドラインから逸脱しているやり方であり, 推奨しているわけではありません.

• Inconsistent with UIP パターンにもいくつかありました（⇒p. 124〜131）.

■特発性で NSIP パターンを呈していたら, INSIP と臨床診断してステロイドを使う（⇒p. 135〜136）.

■特発性で OP パターンを呈していたら, COP と臨床診断してステロイドを使う（⇒p. 138）.

■HP パターンを呈していたら, 今一度吸入抗原などについて確認する（⇒p. 110〜111）. 抗原隔離でも改善がなければ, ステロイドを使わざるを得ないかもしれない.

- いずれの場合でも，ステロイドを必ずずっと続けろ，ということではありません. 治療に効果がない，蜂巣肺が進行してきた，となったら，IPF であった可能性があるわけで，ステロイドを中止するという選択肢が出てくるわけです.

- 問題は，Possible UIP パターンをとる場合です. ここには当初蜂巣肺がなく，NSIP か？ と思われていても経過中に IPF っぽくなってくる，あるいは蜂巣肺をきたしてくる症例や，肺病変先行型の膠原病なんかが含まれていて，そういうケースではステロイドの恩恵にあずかる可能性があるわけです.
- IPF では最近ピルフェニドン（ピレスパ®）に加えて，ニンテダニブ（オフェブ®）が使えるようになりました. ピルフェニドンとニンテダニブの優劣，使い分けはまだ結論が出ていませんが，最近エキスパートの先生方はしきりにニンテダニブをオススメされています.
- …が，それでも効果としては「進行を抑える」ことぐらいしか期待できないわけで，ステロイドで「改善を期待できる」のであれば，なんかそっちのほうがいいような気もします.
- しかも問題は，「エキスパートたちの議論」がしばしば一致を見ない（前にも言ってますが…）ことで，肺生検標本を見ても，病理医の先生方の間でも，これは UIP なのかどうか，一致をみないことだってあったりなかったり…
- ということもあってか，例の ARS/ERS 合同ステートメント[1]でも，「疾患経過による臨床分類」というカテゴリー分けがありまして，最初の HRCT＋病理像に加えて，臨床像，経過を観察することで，もう少し診断材料を増やせないか，というものです. その概略を以下に示します.

■**可逆性および一過性**（RB-ILD の多く）
⇒原因除去（禁煙）を行う.
⇒3〜6 ヵ月間程度再発の有無を観察する.
■**可逆性だが増悪のリスクを伴う**（cellular NSIP と一部の fibrotic NSIP，DIP，COP）
⇒初期治療による反応をみて長期治療を考慮する.
⇒短期的に治療反応性があれば長期的に観察する.

■**病変残存を伴うが安定性**（一部の fibrotic NSIP）

⇒現状維持を目標とする.

⇒疾患経過を長期的に観察する.

■**安定することもあるが，進行性かつ不可逆性**（一部の fibrotic NSIP）

⇒病状安定を目標とする.

⇒疾患経過を長期的に観察する.

■**進行性で治療しても不可逆性**（IPF，一部の fibrotic NSIP）

⇒進行を遅らせるのを目標とする.

⇒疾患経過を長期的に観察する.

注：ARS/ERS 合同ステートメントでは INSIP（特発性非特異性間質性肺炎）という病名になっていませんが，文献通りです．cellular とか fibrotic とか付いていて，病理像を意識した名前になっているようです.
（ARS/ERS 合同ステートメント[1]を参考に作成）

- このステートメント内では，「これがあるからといって肺生検をしない，なんてことはアカン」と釘を刺されていますが，このように「時間経過でどうなるかを，診断の材料にする」というのは，特に肺生検なしで診療せざるを得ない場合には役に立つ考え方かもしれません.
- たとえば，慢性線維化性間質性肺炎に分類される INSIP（fibrotic NSIP）と IPFですが，臨床症状，進行具合が少し似ているにもかかわらず，薬の使い分けが真逆（ステロイド vs 抗線維化薬）といってもいい．習熟された放射線科医の先生であれば，かなりの確度で鑑別されるのですが，そうでない場合，どちらも「Possible UIP の所見」を呈して鑑別困難だったりします．しかも，当初 NSIP のように見えていた症例が経過中にどんどん蜂巣肺を形成してくることもある…

- じゃあ実際，どうするか？　これは大変難しい問題で，専門家の間でも統一見解はありません．このあたり，主治医の考え方にもよるところ大だと思います.
- 一発逆転，よくなることを期待してステロイド（＋免疫抑制薬）を使うか，ステロイドの副作用を敬遠して抗線維化薬を使うか…
- 肺生検を行わず，HRCT で鑑別困難な場合，この選択に優劣はありませんが，大

事なのはここから．そう，時間の経過，臨床経過を判断材料に入れて改めて診断を考えること，なのです．

- つまり，ステロイド（＋免疫抑制薬）で始めても，抗線維化薬で始めても，期待した効果が得られない場合，「仮の診断」と治療方針を柔軟に変更する，ということになるでしょう．ただし，「期待した効果」がどの程度を指すのか，これはまったく基準がありません．

- たとえば，ステロイドだったら，客観的指標で良くなっているとか，抗線維化薬だったら，悪化を食い止めているか（＝それまでの期間よりも悪化速度が鈍化しているか），あたりかなあと思いますが，どの程度鈍化していたら有意なのかはハッキリしません．

- たとえばニンテダニブの INPULSIS 試験[14]のデータを大まかにみると，努力肺活量（FVC）の年間の低下量がプラセボで 220 mL のところ，実薬が 110 mL にとどめた，ぐらいの感じなので，それまでの FVC 低下よりも年間で 100 mL 程度減少すれば，まあ御の字なのかもしれません．

- もう 1 つの手がかりとして，気管支鏡で BAL 液にリンパ球増多があるかどうかを確認すると，ステロイド投与の手がかりになる可能性があります．IPF ではリンパ球分画の増加はみられませんが，INSIP をはじめステロイド反応性がある間質性肺炎では，リンパ球増多がしばしばみられます．加えて，肺病変先行型膠原病や慢性過敏性肺炎でも一般的にリンパ球増多がみられるので，IPF と他疾患を鑑別するには参考になるでしょう．とはいえ，BAL ができる施設，というのもハードルが高い気がしますが…

INSIP（特発性非特異性間質性肺炎）と診断したら：治療編

- ステロイド＋免疫抑制薬での治療となります．

- 具体的な投与量など，統一見解としては，エライ先生の間でも温度差があるように思います．日本呼吸器学会が出している「特発性間質性肺炎診断と治療の手引き（第 3 版）」[9]によれば，だいたい以下のような治療が一般的です．

■**ステロイド単独（cellular NSIP）**
- プレドニゾロン（PSL）0.5～1 mg/kg/日で開始

⇒PSL は 2～4 週ごとに 5 mg 減量

⇒1 ヵ月ごとに治療効果を判定し，症状が改善すれば治療終了

治療反応性が不良であれば，次の方法へ．

■**ステロイド漸減＋免疫抑制薬（fibrotic NSIP）**
- PSL 0.5 mg/kg/日×4 週間＋免疫抑制薬［以下の 4 剤のうちいずれかを用いる；シクロスポリン（CYA）3.0 mg/kg/日 分 2，シクロホスファミド（CPA）1～2 mg/kg/日 分 1，アザチオプリン 2～3 mg/kg/日 分 1，タクロリムス 0.05～0.075 mg/kg/日 分 1］

⇒PSL は 2～4 週ごとに 5 mg 減量＋免疫抑制薬はそのまま

⇒3 ヵ月後に治療効果判定

⇒【維持量】PSL 10 mg/日（20 mg/日 隔日）＋免疫抑制薬

- ただし，CYA は血中濃度のモニタリングを行い，投与量の調節をする必要があります．腎機能障害の予防ということで，以前はトラフ値で 100～150 ng/mL を目標にしていましたが，最近では効果のこともあり C2 値（内服後 2 時間値）を測定することが多いと思います．目標値は 800 ng/mL あたり，とかそんな感じです．

- CPA は 50 mg 1 錠から開始し，1～2 週ごとに 25 mg ずつ増量して，1～2 mg/kg/日とする，とされています．累積投与量が増えてくると骨髄抑制や二次発がんなど，副作用のリスクが高まるということで，PSL が維持量になって落ち着いていればアザチオプリン 50～100 mg/日に切り替えることが多いです．

- なお，CPA の副作用を軽減するという目的で，1 ヵ月に 1 回程度 CPA を大量（500～1,000 mg/回）に投与する，という方法もあります．「エンドキサン® パルス」とも呼ばれます．エンドキサン® は CPA の商品名で，この治療法では CPA の静脈注射（IV）を行いますが，なぜか IVCY と略されます．

コラム

ステロイドについて

- 本文中のステロイドの使い方で気付かれた方も多いと思いますが，ステロイドの投与量，投与期間には，実はかなりの幅があるのです．倍の幅ですからね．ただごとではないです．まあそれが，「ガイドライン」というか「治療の手引き」の限界でしょうか．

- ステロイド単独 (cellular NSIP) 療法のとき，「PSL 0.5〜1 mg/kg/日」！ です．体重 60 kg だったら，30〜60 mg/日ですよ．中等量（30 mg）か大量（60 mg）か，どっちやねん！ みたいなことですよね．もう少し指針らしきものはないものか．私見というか印象ですが，急性，あるいは重症呼吸不全を伴う症例では 1 mg/kg/日，そうでなくて治療に余裕がありそうであれば 0.5 mg/kg/日，とされていることが多いように思います．

- 0.5 mg/kg/日で開始したけれども思うように効果が現れない，というときに，1 mg/kg/日に上げるのか免疫抑制薬を加えるのかはケースバイケースですが，がんの合併とか，免疫抑制薬を使いたくないというときは増量，ステロイドの副作用（高血糖や精神症状など）がしんどいという場合は免疫抑制薬，みたいな感じになっていると思います．

- 減量タイミングの幅も「2〜4 週」って，なかなかの幅ですね．2 週と 4 週では，漸減するたびに倍違いますから，最終的に結構な違いになってきます．副作用のことを考えると，できれば早めに減量したいのですが，あまり早いと再燃が心配…，ということで，初期治療の反応がよく，陰影がスーッと消えていったら 2 週ごと，効果はあるんだけど，なかなかスーッとは消えない，というときはゆっくりと 4 週ごとに減量，という感じでしょうか．

- また，たとえば 1 mg/kg/日で開始して，4 週ごとに 5 mg 減量，としていては，体重 60 kg で，

60 mg/日×4 週間⇒55 mg/日×4 週間⇒50 mg/日×4 週間⇒……

となりまして，15 mg/日まで減らすのに 40 週間もかかってしまいます．これではちょっと長すぎ．ステロイドの副作用が気になりますので，特に多めの時期はもう少し早めに減らしてもいいでしょう．具体的には，1〜2 週ごとに投与中の量の 1 割ぐらいでとか，4 週ごとであれば 1 回の減量幅を 5 mg ではなく，そのときの投与量の 2 割ぐらいで，というのが一般的です．

・そうすると 20〜15 mg あたりで 1 回の減量幅が 5 mg ではなく，2.5 mg のほうが適切となります．だいたいその辺で再燃も多く，そのあたりからは慎重な減量が望ましいと思います．

COP (特発性器質化肺炎) と診断したら：治療編

• 基本はステロイド単独療法となります．「特発性間質性肺炎診断と治療の手引き（第 3 版）」[9]では，以下のような治療が紹介されています．なお，呼吸不全を伴う重症例ではパルス療法（⇒p.161）を行います．

■ステロイド単独療法
• PSL 0.5〜1 mg/kg/日で開始，4〜8 週継続
⇒PSL は 2〜4 週ごとに 5mg 減量〜治療終了

IPF （特発性肺線維症） と診断したら：治療編

1）薬物療法

• 以前は IPF に対してステロイド＋免疫抑制薬が広く使われていましたが，抗線維化薬（ピルフェニドン，ニンテダニブ）が登場して，それなりの薬価のものでもあり，エビデンスらしきものも出てくるにつれ，ATS/ERS/合同ステートメント[5]などのエキスパートオピニオンから「抗線維化薬＞ステロイドを含む治療」と変わってきています．

- ATS/ERS 合同ステートメントのニュアンスは「ステロイドはやめとけ．抗線維化薬は考えてみてもいい」．パッと見，そんなに積極的な推奨にもみえませんが…．やはりあちらのガイドラインは，「薬価に見合った効果があるか」というところが重視されますからね．片やこちらでは，ちょっとでも差が出れば，「エビデンスが出た，それ推奨！」となるところです．イヤ別に批判しているわけではありません．日本は豊か，恵まれてるってことです．

- さてそんな抗線維化薬ですが，現在 2 種類が市販されています．ピルフェニドン（ピレスパ®）とニンテダニブ（オフェブ®）です．以下のような処方が考えられます．

> ▶ ピルフェニドン（ピレスパ®）（200 mg）　9 錠　分 3 後

- ずいぶん錠数が多くなりますが，後述するような用量調整はしやすいですね．

- ピルフェニドンのエビデンスは，CAPACITY 試験[10]，ASCEND 試験[11]，それにわが国での臨床試験などが引用されています．

■ CAPACITY 試験
- 2 つの試験が行われています．ピルフェニドン群はプラセボ群と比較して，努力肺活量（FVC）の低下を抑制し，無増悪生存期間を延長させたのですが，48 週であった差が 72 週でなくなったりして，苦しい結果となっています．なお，ピルフェニドンの用量は 1 日 2,400 mg でした．

■ ASCEND 試験
- ピルフェニドン群はプラセボ群と比較して，FVC が 10％以上低下した症例が少なく，6 分間歩行距離が短縮しませんでした．要するに悪化のスピードを抑えた，ということですね．生存率も統計上は良かった，となっています．なお，ピルフェニドンの量はこちらも 1 日 2,400 mg でした．ちなみにわが国における最大用量は，上記処方例が示すように 1 日 1,800 mg です．

- いずれも，副作用として無視できない頻度の消化器症状が報告されています．食

後に飲む，胃薬を使う，用量を減らす（1,200 mg/日），胃薬を併用などの対策が勧められています．1,200 mg/日でもある程度の効果は期待できます[12]．が，さらに副作用がある場合に，3錠（600 mg）分3に減量しても効果が期待できるかどうかはエビデンスがありません．また，発売当初有名になった光線過敏症は，きちんと対策をすれば困るほどは起きない，とされています．

- その効果（進行を抑制する）からも，臨床試験からも，軽症〜中等症例ぐらいから始めるほうがよさそうです．
- ニンテダニブの場合は以下のようになります．

> ▶ニンテダニブ（オフェブ®）（150 mg）　2錠　分2朝夕後

- 患者さんの状態によっては「100 mg錠を1回1錠，1日2回」に減量します．
- ニンテダニブのエビデンスは，TOMORROW試験[13]，INPULSIS試験[14]，それにわが国での臨床試験などが引用されています．

■ TOMORROW試験

- ニンテダニブ群は，プラセボ群に対してFVCの低下が10%以上，または200 mL以上低下した人の割合が有意に少ない…，なんか持って回った言い方ですね．まあそのぐらいしか差がない，ということを表しています．急性増悪の頻度が有意に少ない，これはいいですね．

■ INPULSIS試験

- 概ね同じ感じですが，参加基準が%FVC≧50%，%D_{LCO}が30〜79%と，そこまで重症でない症例で，ニンテダニブ群はプラセボ群に対してFVCの低下率が有意に少ない，という結果でした．ただ，急性増悪を有意に抑制とまではいきませんでした．

- ピルフェニドンと異なり，光線過敏はありませんが，消化器系の副作用は多いです．特に下痢は，対処法マニュアルがあるくらいコモンに起こってきます．積極的にロペラミドを使うよう推奨され，ひどい場合は休薬になります．休薬後再開する際には100 mg錠を2錠/日から，それでいけそうなら150 mg錠を2錠/日に増量，という手順が示されています．

- ピルフェニドン，ニンテダニブともに，しばらく（3ヵ月～1年程度）使ってみて，それまでの悪化率と比較して改善がみられるかどうかを確認します．効果があればそのまま継続しますが，効果がないようであれば中止を検討します．

- ちなみにニンテダニブの添付文書には，「【警告】本剤の使用は，特発性肺線維症の治療に精通している医師のもとで行うこと」と赤字で書いてあります．これは逆に考えると，非専門医の先生方は，特発性肺線維症（IPF）に抗線維化薬を無理やり使わなくてもよい，と取れるのですね．
- また，ATS/ERS 合同ステートメントにいう「使用を条件付きで推奨」という文言は，IPF 治療に精通した医師のもとに通うのに，遠距離だったりして大変な患者さんの負担が生じるときには，必ずしも推奨しない，そういう意味合いが込められているのではないかと思います．
- IPF に対して抗線維化薬を使おうかというときに問題になるのが，「高い薬の割に効果が実感されない」ことでしょう．
- 特に患者さんがそうだと思うのですが，なにがしかの薬が始まって，期待することとしては，「今感じている症状が良くなる」ことだと思うのですね．でも抗線維化薬の効果は「悪くするスピードを抑える」です．悪くならないようにする，ということですらない．
- これで副作用を自覚したりすれば，「なんでこの薬を使っているのか」「こんな薬いらない」という思いが出てきて当然でしょう．
- しかも薬価が高い．まあこれは最近，高額療養費制度が拡充されたことで，比較的軽症（Ⅰ～Ⅱ度）の患者さんもカバーされるようになり，軽症例でも使いやすくなりました．これは抗線維化薬の機序を考えると，より軽症から使えるというのは喜ばしいことですが，逆にいうと，医療費が膨張する元となるわけです．

- 参考までに，厚生労働省による **IPF の重症度分類**をみてみましょう．

> **Ⅰ度**：安静時 PaO_2（動脈血酸素分圧）が 80 Torr 以上．
> **Ⅱ度**：安静時 PaO_2 が 70 Torr 以上 80 Torr 未満，ただし 6 分間歩行時の SpO_2 が 90％ 未満の場合はⅢ度にする．

Ⅲ度：安静時 PaO_2 が 60 Torr 以上 70 Torr 未満，ただし 6 分間歩行時の
　　　　SpO_2 が 90％未満の場合はⅣ度にする（危険な場合には測定不要）．
Ⅳ度：安静時 PaO_2 が 60 Torr 未満．

PaO_2：動脈血酸素分圧，SpO_2：経皮的動脈血酸素飽和度
（難病情報センターホームページ[15])の記載を参考に作成）

- 特にⅢ度以上は難病医療費助成制度の対象となるので，ちょっとこのあたりは
  しっかりと理解しておく必要があります．
- 非専門医の先生方が無理に？ これらの抗線維化薬を使うべきかは，ATS/ERS 合
  同ステートメントにもありますように，議論のあるところだと思います．副作用
  対策や急性増悪時の治療にあまり慣れていない先生が使われても，メリットが感
  じられないかもしれません．
- むしろ IPF 診療で，非専門医の先生方に意識していただきたい大切なことは，

■予後の悪い疾患であることを認識し，患者さんに正確に伝える．
■急性の悪化を予防する．
■早めの酸素投与を行う．
■肺がんの早期発見に努める．

ここになると思います．

- 割とインパクトの強い統計なのですが，IPF は世にある多くのがんよりも 5 年生
  存率が短いのです．「がんより悪性の疾患」といわれているくらいです．まあ，肺
  がんや膵臓がんほど悪くはありませんが…
- ですから，少なくとも，患者さんやそのご家族の方々に，「終わりが遠くはない」
  ことを意識していただいておくという点では，がんと変わるものではありません．

2）急性増悪の予防：感染対策がかなめ！

- それから，特に急性の悪化を予防する，という点については，間質性肺炎が悪化

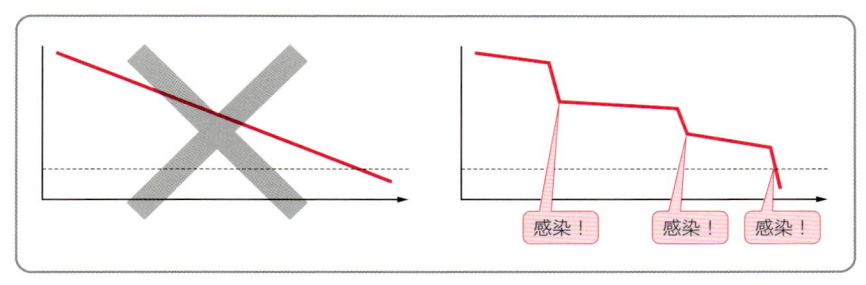

IPF 患者の経過

するきっかけの多くは急性増悪，だいたいが感染がらみだということを意識しておく必要があります．

- 急性増悪が起こると，どっと線維化病巣が増え，呼吸機能が低下し，息切れ症状や労作時の低酸素が悪化します．IPF の悪化は，上の左図のように一本調子に悪化していくのではなく，右図のように…，急性増悪（≒感染）があるごとにカクン，カクンと悪化していくので，感染対策は本当に重要なのです．抗線維化薬だって，結局のところ「増悪の頻度」などで勝負しているところをみても，急性増悪の有無が予後を握っていることは間違いない，ということになります．

- 感染対策としては，ありきたりではありますが…

  ■咳嗽・手洗いの徹底
  ■感冒時の早めの抗菌薬

が大切です．
- 特に，感冒を「こじらせる（＝細菌感染）」と急性増悪につながりやすいので，おかしいと思ったらすぐに抗菌薬を内服ぐらいにしておいても大げさではないように思います．
- 抗菌薬は，外来治療だと経口薬が中心でしょうから，アモキシシリン（AMPC）＋クラブラン酸（CVA）か，喫煙者も多いことから，BLNAR（⇒p.58〜59）までカバーしようとすると，キノロンということになってしまいます．個人的にはキ

ノロンをあまり使いたくありませんが，背に腹は替えられません．やむを得ません…

3）早めの酸素投与

- 肺線維症では特に労作時の低酸素が著しく，「低酸素⇒肺高血圧⇒肺性心」となったり，「息切れがあるので体動がおっくうになる⇒筋力低下⇒ADL 低下」となったりして，具合がよくありません．
- 特に COPD との合併［CPFE（下記のコラム参照）ともいいます］があったりすると，「肺高血圧のリスクが高まり筋力低下も起こりやすい⇒身体機能障害が高度で予後が不良」とされています．
- そのために介入可能なこととして，早期からの在宅酸素導入が挙げられます．安静時に SpO_2 低下がなくても，運動時に低下するようであれば在宅酸素は導入できるので，運動時の低酸素を予防し，積極的に動いていただくよう促します．
- COPD とは異なり，IPF 単独であれば二酸化炭素の貯留は気にする必要がありませんし，運動時に足りるだけ，どんどん酸素投与をお願いしたいところです．

コラム

CPFE について

・CPFE という言葉が出てきましたので，少し説明をしておきます．
・とはいっても，CPFE（combined pulmonary fibrosis and emphysema，気腫合併肺線維症）は特に大した疾患概念ではなく，読んで字のごとく，気腫が合併した肺線維症，それだけのことです．当初は，気腫が合併した肺線維症にはガス交換障害と肺高血圧症が合併し，肺がんの合併も高頻度でみられる，というところから，この合併を独立させた概念として注意を喚起する，という意味合いだったのだろうと思うのですが，これが果たして「独立した」疾患概念であると語ってい

いものかどうかは議論のあるところです[16].
・最初に提唱した Cottin も「疾患というより症候群だ」と後に述べています[17].

・そりゃまあ，喫煙者の IPF には，気腫がしばしば合併するものですし，IPF も COPD も肺高血圧や肺がんのリスクを持ちますから，それらの合併は多くて当たり前.
・また，基本的に間質性肺炎の診断は，（実情はともかく）原理主義的には病理で決めましょう，となっているのに，CPFE の診断は CT で行われていて，それも何だかなあ…，というところです．まあ，ACO（asthma and COPD overlap＝喘息＋COPD）も似たようなところがありますけどね.

・とはいえ，折角なので疾患概念といいますか，どんなものが CPFE と呼ばれているか，みておきましょう.
・次ページのように胸部単純 X 線写真でみると，肺の大きさは，大きくもなければ小さくもありません．上肺野の濃度は低下していて（黒っぽくて），中肺野より下は網状影が目立ち，濃度が上昇しています.

・上肺野に多い気腫は肺が伸びる病態で，下肺野に多い線維化は肺が縮む病態です．トータルでは両方の作用が相殺されて，肺の大きさは特に異常なし，となることがよくあります．ただし肺胞は破壊されており，間質性肺炎もありますから，拡散能は著しく低下しています．拡散能の低下が肺高血圧に関わっている，というデータもあります.
・CT 画像をみてみましょう．次ページの画像では，上葉には気腫性変化，嚢胞が見られます（網掛け部分）.
・p.147 の画像では，下葉中心，胸膜直下，横隔膜直上優位に，線維化病変を反映した網状影，蜂巣肺が見られます．線維化は肺胞のある場所に起こってくるので，もともと嚢胞，気腫がある（つまり肺胞がない）部分には線維化は起こりにくいと考えられます.

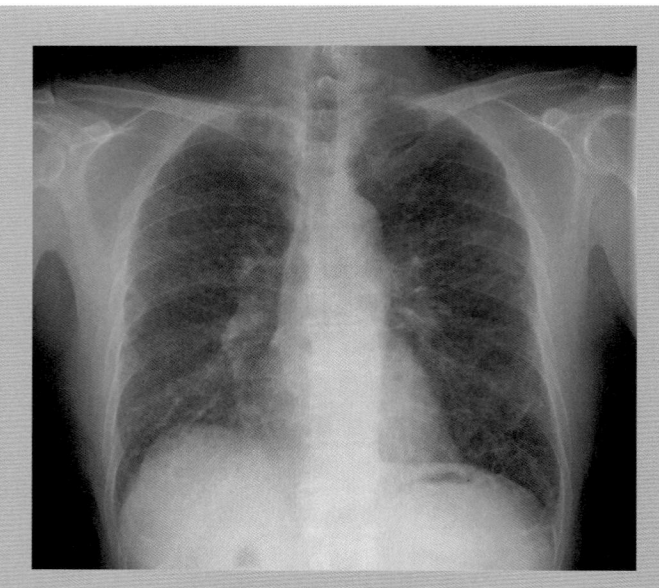

CPFE：胸部単純 X 線写真

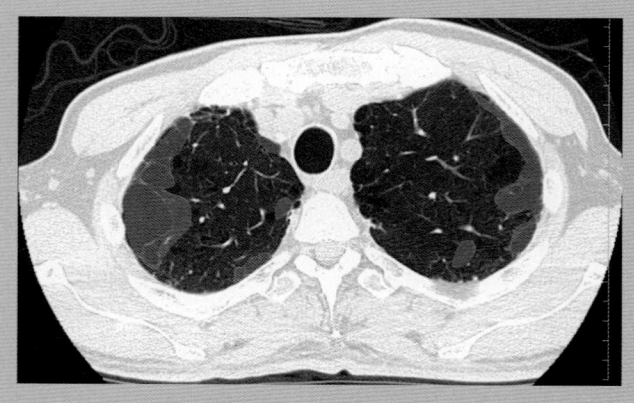

CPFE：CT 画像（上葉）

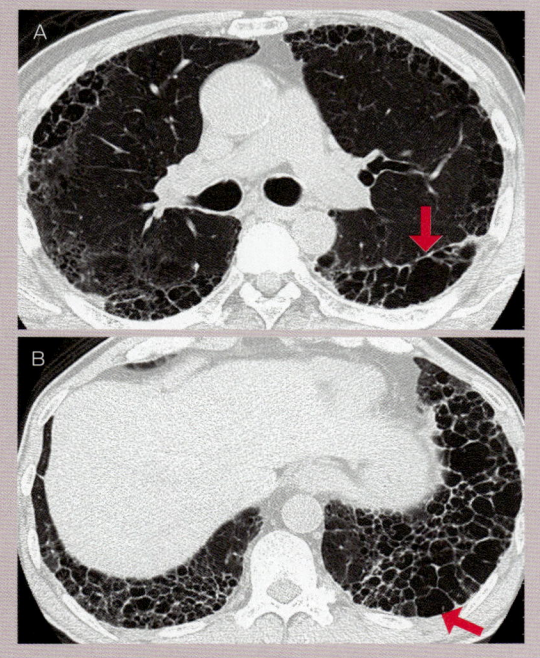

CPFE：CT画像（A：気管分岐部，B：肺底部）

・網状影，蜂巣肺の中には，元あった嚢胞の存在を反映して，大きい嚢胞のようなものも見えます（上の画像の矢印部）.

・典型的な蜂巣肺を持つUIPパターンと比較すると，次ページのようにCPFEは網目の厚みというか，1個1個の嚢胞壁の厚みが薄めなのがわかります．それでも，嚢胞が連なっている，という点では蜂巣肺の定義を満たしますので，これもUIPパターンに含まれる，と考えます.

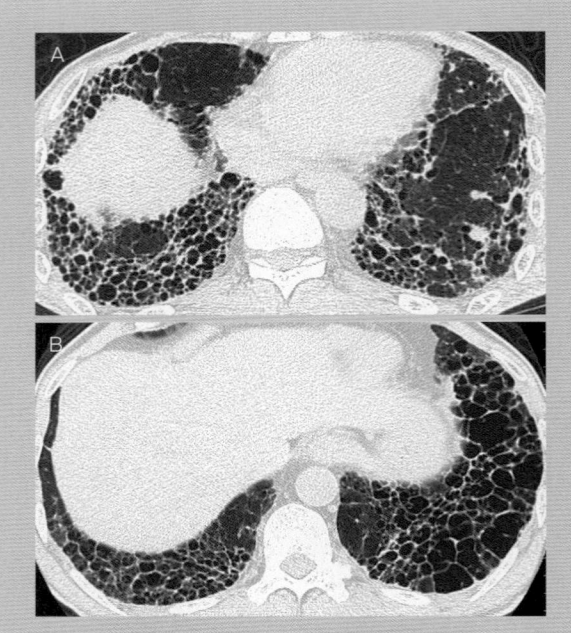

典型的蜂巣肺（A）と CPFE の蜂巣肺（B）

・治療も CPFE 独特のものはなく，COPD と IPF（または他の原因のある肺線維症）各々に対する治療を組み合わせて行います．まずはインフルエンザワクチン，感染対策，リハビリテーションといったところでしょうか．薬剤は気軽に？ 投与できる LAMA（＋LABA）から投与することが多いでしょう．

・肺高血圧の合併が多いので，酸素療法は積極的に行います．早めに心エコーなどのスクリーニングを行い，疑われたら右心カテーテル検査で診断確定し，血管拡張薬を積極的に導入します．

4) 肺がんの早期発見

- 肺線維症のように，元の組織から変性してしまっているところは，発がんの母地になりやすいといわれています．また，喫煙者が多いことからも，肺がんの発症率は健常者に比べてかなり高いとされています．また，治療の面でも，手術や放射線，化学療法いずれによっても急性増悪が起こりやすいために，治療の選択肢がかなり限られる結果となります．

- 少しでも治療の選択肢が多いうちに，つまり，できるだけ早期に肺がんを発見するよう努めたいところです．おそらく IPF の病勢フォローに HRCT を使われることが多いと思いますので，それなりに早く見つかるとは思いますが…

膠原病性間質性肺炎の治療

- 膠原病性間質性肺炎の分類，治療の考え方は，特発性群のものとは異なります．

- もちろん，線維化があるかどうかで予後はずいぶん違ってくるのですが，特発性ほどに病理所見がダイレクトに予後に結びつかず，いくつかの病理像が混在するもの，経過で変化してくるものなどもあり，むしろ基礎にある膠原病の種類によって，起こってくる間質性肺炎のタイプに傾向があり，膠原病の種類によって間質性肺炎を分類するほうがわかりやすいので，ここでもそのように分類していきます．

- 膠原病合併間質性肺炎全体としての病理パターンは NSIP が多く，次いで UIP．膠原病別にみると，強皮症（SSc）には NSIP が半分以上，皮膚筋炎・多発性筋炎（DM/PM）にも NSIP が半分以上あるが，関節リウマチ（RA）では UIP が結構多いとされています[18]．

- 病理パターンと予後が特発性群ほど相関するというわけでもないので，外科的肺生検はあまり行われません．まあ，当初特発性だと思われても，肺病変先行型ということもままあるため，特発性であっても積極的に外科的肺生検を行っているところはそれほど多くないのが現状かと思いますが…

1）関節リウマチ（rheumatoid arthritis：RA）

- RA には肺病変を合併することが多く，統計によっては半分近くに合併するとしているものもあります．間質性肺炎だけではなく，気道病変（細気管支炎）や胸膜病変など，多彩な肺病変が合併しますが，間質性肺炎も，病理組織学的な UIP，NSIP，OP，DIP に加えて，DAD も合併する，とされています．

- ただ，UIP 病変であっても，RA に合併するものは IPF（特発性群）よりも予後は良いとされています[19]．

- RA の間質性肺炎の肺組織では，UIP 病変と NSIP や OP などの他の病変が混在することもしばしば観察され，純粋な？　UIP とは言い切れないこともあります．そう覚えておくと，これは理解しやすいですね．ただし，同じ UIP 病変なら，他の膠原病よりは予後が悪いという報告もあります．

- 治療は確固たるものはありませんが，以下のようにプレドニゾロン（PSL）を軸に，リウマチの活動性をみながら疾患修飾性抗リウマチ薬（DMARDs）を加えての治療になると思います．それほど急性に悪化したり，重症化したりする症例は多くないので，PSL 0.5 mg/kg/日あたりから始めて漸減，という感じでしょう．

> ▶プレドニゾロン（プレドニン®）0.5 mg/kg/日　分 1
> ▶タクロリムス（プログラフ®）3 mg　分 1

- RA を主役として考えると，間質性肺炎のない，普通の？　RA に対する治療はメトトレキサート（MTX）が軸になっていて，PSL はなるべく使わない，という流れですが，間質性肺炎がベースにある場合には話が違ってきます．ここでいう間質性肺炎というのは，「呼吸器症状もなく悪化もしていない，だけど CT を撮ったら写っちゃった」という程度のもので，「ウチは呼吸器専門医もいないし，紹介するほどのことじゃないしなあ，どうしよう」という場合も含みます．

- まず言えることは，MTX が間質性肺炎に効く，というエビデンスはあまりなく，むしろ MTX による薬剤性間質性肺炎，あるいは間質性肺炎の悪化のほうが問題になっているのですね．

- ですから，RA に対しての治療としては，関節炎のコントロールに MTX を使うとしても，間質性肺炎がある，あるいは悪化したら MTX はやめておく，いやむし

ろ間質性肺炎がある場合，PSL に加える DMARDs は，最初から MTX よりも安全に使えそうなものをチョイスすることが多いでしょう．

- 免疫抑制薬の範疇としては，タクロリムス，シクロスポリン，シクロホスファミド，アザチオプリンが，間質性肺炎への効果も期待してよく使われています．ただし 2018 年 1 月現在，RA に対して保険適用があるのはタクロリムスのみです（シクロホスファミド，アザチオプリンは「難治性リウマチ性疾患」を保険適用の対象としています）．
- 昔ながらの DMARDs としては，サラゾスルファピリジン（アザルフィジン®）が安全だといわれていますが，肝心のリウマチコントロールの力はイマイチな印象です．ブシラミン（リマチル®）も一応安全なほうといわれていましたが微妙な立ち位置です．
- リウマチのコントロールが期待できる生物学的製剤の中では，どれが安全ということはハッキリしていません．ある程度関節炎の活動性が強くて，かつ間質性肺炎がベースにある，となりますと，PSL と生物学的製剤を慎重に使って，という感じで治療されています．
- また，肺病変の側から考えると，HRCT で明らかな UIP パターン，かつ他臓器に活動性病変がなく肺も慢性の経過であれば，ステロイドはなるべく少量＋免疫抑制薬，それに抗線維化薬を加える，ということが専門施設での流れになってきているようです．

2）皮膚筋炎（dermatomyositis：DM），多発性筋炎（polymyositis：PM）

- DM，PM にも肺病変はしばしば合併します．統計にもよりますが合併率は 50％くらいありそうです．組織パターンで多いのは NSIP パターンで，ステロイドの反応も期待できる，とされていますが，注意が必要なのは一部の DM に合併する間質性肺炎はしばしば急速に進行し，重篤な経過をたどるということです．
- それはズバリ，筋症状のない DM．最初は何それ？ と思いましたよ．「皮膚筋炎（DM）－筋炎＝皮膚炎」やんけ！ って．もちろんただの皮膚炎ではなく，特に間質性肺炎を主とする内臓障害をきたす，れっきとした膠原病です．ヘリオトロープ疹，ゴットロン徴候，ショール徴候といった DM に特異的な皮疹を呈するのが

特徴です.

- 特異的な自己抗体として MDA5（「エムディーエーファイブ」と読みます）が最近知られるようになりました. MDA5 陽性の筋炎には予後の悪い間質性肺炎が合併しやすいということです.

- 呼び名としては amyopathic dermatomyositis（無筋症性皮膚筋炎＝筋炎のない皮膚筋炎：ADM）. 英語でみてもやっぱり違和感のある変な名前ですが, 仕方がありません. 覚えましょう. 厳密には ADM は筋肉系の検査異常がまったくないものをいい, 多少検査異常はあるものの筋力低下がないものは hypomyopathic dermatomyositis（HDM）といいます. ややこしいので両者を併せて clinically ADM（臨床的無筋症性皮膚筋炎：CADM）と呼んでもいいです.

- とにかく, ヘリオトロープ疹, ゴットロン徴候, ショール徴候といった皮膚筋炎に特異的な皮疹を呈していて, 筋力低下がなく, 比較的急性に呼吸困難などの症状をきたしている症例は「ヤバい」と思ってください. DAD（びまん性肺胞障害）をきたして, あっという間に悪化します. こういう症例をみたら, パルスをはじめ全力で免疫抑制をかけます.

2-1）急速に進行する DM 合併間質性肺炎の治療

> ▶ステロイドパルス＋免疫抑制薬経口＋エンドキサン® パルス（IVCY）
> ▶メチルプレドニゾロン（mPSL）（ソル・メドロール®）1 g/日×3 日間⇒PSL 1 mg/kg/日で継続
> ▶シクロスポリン（ネオーラル®）3.0 mg/kg/日　分 2

- 反応が悪ければこれらに加えて,

> ▶シクロホスファミド（エンドキサン®）500〜1,000 mg/回/2〜4 週間（初回は 500 mg, 以降漸増）

- IVCY は, ほとぼりが冷めたら（半年程度）中止. コントロールが悪ければエンドトキシン吸着療法（PMX-DHP）などによる血液浄化療法, 血漿交換などを行

う施設もありますが，この辺はエビデンスもありませんし，完全に保険適用外ですので，積極的に行うかどうかは施設の方針，地域の保険審査の具合などによると思われます．

2-2）急速に進行しない DM 合併間質性肺炎の治療

- それ以外の間質性肺炎は，NSIP パターンや OP パターンをとることが多く，比較的マイルド，というか亜急性〜慢性の経過となります．この場合の治療もステロイドをメインに，単独あるいは＋免疫抑制薬で考えますが，免疫抑制薬についてはどれがいい，というエビデンスはありません．
- 一例として…，

> ▶PSL 1 mg/kg/日×2〜4 週間⇒漸減
> 上の処方で PSL の効果が不十分，PSL の副作用で減量が望ましい場合は，
> ⇒PSL＋以下の免疫抑制薬を処方する．
> ▶シクロスポリン（ネオーラル®）3.0 mg/kg/日　分 2，または，
> ▶シクロホスファミド（エンドキサン®）1〜2 mg/kg/日　分 1，または，
> ▶タクロリムス（プログラフ®）3 mg　分 1
> PSL が維持量になって落ち着いていれば，シクロホスファミドはアザチオプリン 50〜100 mg/日に切り替える．

という感じでしょうか．減量のやり方などは結構ドクターによって異なりますので，各々慣れたやり方でいいように思います．

3）強皮症（systemic sclerosis：SSc）

- SSc の診断基準[20]において，小基準の 1 項目に「両側性肺基底部の線維症」が入っていることからもわかるように，SSc と間質性肺炎はよく合併している印象です．統計にもよりますが，半分以上，多いもので 9 割方合併している，とするものもあります．
- SSc に合併する間質性肺炎の組織型は NSIP パターンが多く，比較的慢性の，お

となしい（進行がごくゆっくり＝予後良好）タイプが多いことが知られています．それで，そもそもステロイドなどを使って治療すべきなのか，というところも議論になります．

- SSc の他の病変，特に皮膚とか肺高血圧とか食道病変とか腎クリーゼとか…，に対して，ステロイドが効く，ということはあまりありません．他の膠原病であれば，他臓器の病変にもステロイドが効きますから，ついで？ に投与して，それで良くなって，みたいなこともありますが，むしろ感染などのデメリットのこともあり，治療を推奨するエビデンスには乏しいといえます．
- エビデンスということでは，シクロホスファミドの短期効果をみたものがありますが，長期間でどうかは明らかでない，というか，シクロホスファミドを長期間投与するのは勧められませんので，難しいところです．

- それでも，陰影が増えてきて，症状も出てきて…，と進行の徴候がみられたら，治療を試みてみたい，となるのが人情というものです．中等量以下のステロイドと副作用の少ない免疫抑制薬（タクロリムスやアザチオプリン）を組み合わせて反応をみる，というあたりが現実路線かなと思います．
- SSc の場合，肺病変として予後に関わるという意味では，肺高血圧のほうが問題になることが多いかもしれません．そうはいっても，血管自体がカチコチになってきているところに，肺動脈性肺高血圧症（PAH）で使うような血管拡張薬が効くのか？ と考えるだけでもあまり期待できなさそうです．実際効果については議論のあるところですが，2012 年に改訂された日本循環器学会の「肺高血圧症治療ガイドライン」[21] をみると，「とりあえず使ってみて」みたいな印象を受けます．ただし確固たるエビデンスがあっての推奨ではありません．

4）全身性エリテマトーデス（systemic lupus erythematosus：SLE）

- SLE は膠原病としてはメジャーな疾患ですが，こと肺病変という点では，あまりメジャーとは言えません．SLE に生じる肺周りの病変といえば，有名どころで胸膜炎（漿膜炎）がありますが，間質性肺炎となるとそれよりレアな印象です．
- SLE といえば腎障害や血球異常，神経障害などが重篤な病変で，そちらに対して

ステロイドを使われることが多く，胸膜炎などがあってもそのステロイドで良くなってしまいます．肺病変が主体で，それに対してステロイドが使われる，という現場は少ないものです．肺病変主体の場合，ステロイド 0.5〜1 mg/kg/日＋免疫抑制薬（SLE 自体によく使われるシクロホスファミド中心）あたりが使われているようです．

5）シェーグレン症候群

- シェーグレン症候群においても，肺病変はメジャーとは言えません．しかも病理組織的に結構バラエティに富んでいて，一口で語り尽くすのが難しかったりします．それでも一口で語ってみますと，間質性肺炎にも UIP，NSIP，OP，細気管支炎といった RA がらみのものに加えて，シェーグレン症候群特有の合併症としてのリンパ増殖性疾患・悪性リンパ腫と，その類縁疾患と考えられる LIP（リンパ球性間質性肺炎）病変，さらにはアミロイドーシスも肺病変として起こり得ます．
- ちなみに LIP 病変は近年，間質性肺炎の範疇ではなく，リンパ増殖性疾患の範疇に入れるべき，とする考え方が主流です．
- シェーグレン症候群に合併する間質性肺炎については症例も少なく，大規模な検討は例によってなされていませんが，症状や重症度に応じて中等量以上のステロイド（＋免疫抑制薬）（⇒p.153）で治療されることが多いようです．

メモ

　膠原病は多数の臓器に病変が生じることが多いものですが，膠原病によって，あるいは臓器によって，制御に必要なステロイド量はだいたい目安があるといわれていて，最も量を要求する臓器を目標にステロイド投与量を決定します．とするとその陰で，より病変の制御に少ないステロイドですむ臓器は，投与されてステロイドが効いてしまって？ あまり意識されずに治ってしまう…，てなことも少なくないようです．

好酸球性肺炎（好酸球増多症）の診断・治療

- 正直，好酸球性肺炎（eosinophilic pneumonia）の診断を，気管支鏡（気管支肺胞洗浄：BAL）なしで行う，というのは無理な話です．好酸球性肺炎の定義ともいえるのが，肺胞洗浄液内の好酸球が増多している，ということですから，BAL か生検が必要になります．

- じゃあ，BAL ができない施設ではどうすればいいか．一般的なイメージとしては，「末梢血の好酸球増多があり，肺に移動する浸潤影がある＝好酸球性肺炎」となるかもしれません．でも，その公式は正しくないのです．

- そもそも現在「好酸球性肺炎」という病名自体，厳密に言えば正しくはありませんので（代わりに下の表の病名が使われています），診断を考える前に，そもそも好酸球性肺炎，と呼ばれているものの再定義といいますか，分類を整理する必要があるでしょう．

- おそらく「好酸球性肺炎」という言葉で連想されるのは，肺の中に好酸球がいっぱいあって，浸潤影があって…，というものだと思いますが，そういう疾患は，実はたくさんあるのです．ただこの疾患群，これぞ，という決定版的な分類基準がありません．病因であったり機序であったりの全貌が明らかでない，ということも関係しているかもしれません．

- よく使われている，というかわかりやすく表になっているのは Cottin と Cordier の分類基準かと思います[22]．

■**原因不明の好酸球性肺疾患**
<u>特発性好酸球性肺炎</u>
- 急性好酸球性肺炎
- 慢性好酸球性肺炎

<u>全身疾患に伴うもの</u>
- 好酸球性多発血管炎性肉芽腫症
- 好酸球増多症候群

■**原因が同定される好酸球性肺疾患**
- 寄生虫などの感染症

- アレルギー性気管支肺真菌症
- 薬剤や有毒物質など

■ **好酸球増多をきたし得る（が，好酸球性肺疾患とはいいがたい）肺疾患**

- 器質化肺炎
- 特発性間質性肺炎
- 気管支喘息，好酸球性気管支炎
- 肺ランゲルハンス細胞組織球症
- 肺移植
- その他

- このうち，一般的なイメージである「末梢血の好酸球増多があり，肺に移動する浸潤影がある」疾患は，「慢性好酸球性肺炎」「好酸球増多症候群」，それに「原因が同定される好酸球性肺疾患」あたりです．

- 急性好酸球性肺炎では，急性期には好酸球はほとんど肺に集中していて，末梢血にはあまり現れませんし，好酸球性多発血管炎性肉芽腫症では肺に陰影が見られないことも多く，見られてもすりガラス影程度で，あまり典型的ではありません．
- そんなわけで，「末梢血の好酸球増多」が，必ずしも「好酸球性肺疾患」を表すものではない，逆もまた然り，ということになります．

- とすると，BAL を行うことができない施設において，「好酸球性」肺疾患の「診断」はもう無理，となります．これは仕方がありません．問題は，BAL を行わないことでどの程度診断に迫れるか，また「治療方針」が変わるかどうか，このあたりです．

- 好酸球性肺疾患が鑑別診断に挙がるのは，呼吸困難などの症状があり，両側にすりガラス影〜浸潤影が斑状に見られるときです．
- それで，原因となるものが同定されない特発性好酸球性肺炎のうち急性好酸球性肺炎は，比較的特徴的な症状と画像所見を呈することが多いのです．

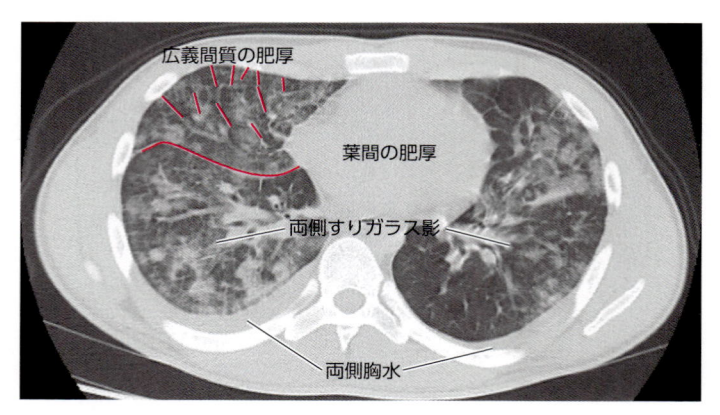

急性好酸球性肺炎：典型例

1）急性好酸球性肺炎の診断・治療

- 急性好酸球性肺炎の症状は，喫煙開始，再開が契機になって発症する例が多いです．喫煙以外に線香の煙やスプレー，粉じんなどの吸引が契機になるとの報告もあります．症状は急速に生じて進行する発熱，咳嗽，呼吸困難などが典型的です．

- 上のように画像所見では，両側びまん性の広範なすりガラス影＋カーリーBラインなど広義間質の肥厚がみられます．また，両側に少量の胸水も認められます．

- 典型例にみられる広義間質の肥厚像は割と特徴的で，他には心不全，肺水腫と，がん性リンパ管症，リンパ増殖性疾患あたりが鑑別となるので，きちんと読影ができて，臨床症状から他疾患の除外ができれば，なんとかBALなしでも診断は可能かもしれません．

- また，急性好酸球性肺炎であればステロイドがよく効きますから，ステロイドの反応性も診断の一助になるでしょう．

- 急性好酸球性肺炎は自然軽快もあるとされていますが，呼吸不全を伴う場合，なかなか無治療を選択する，とはならないでしょう．多くの施設ではmPSL 1 g×3日のパルス，または250〜500 mg程度に減量して投与，その後0.5〜1 mg/

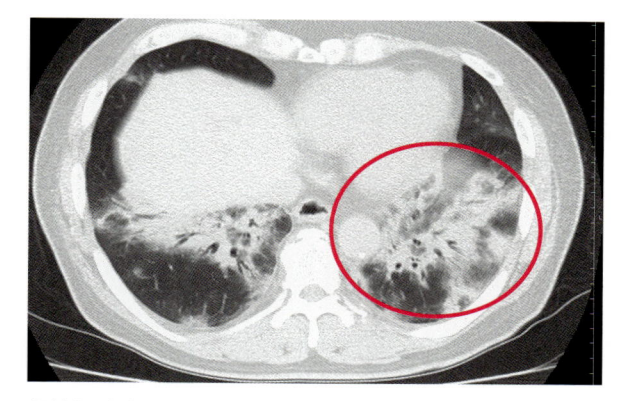

慢性好酸球性肺炎：多発する胸膜直下の浸潤影（丸印）

kg/日程度の経口 PSL でつなぎ，反応が良ければどんどん減量して，2 週間程度で治療終了，というように治療されていることが多いと思います．

2）慢性好酸球性肺炎の診断・治療

- 慢性好酸球性肺炎のほうは，上のように画像的には COP（OP パターン）と類似していて，多発する斑状の浸潤影が特徴です．分布は末梢，特に胸膜直下に多くみられ，陰影が移動する（自然軽快する部分がある），という特徴があります（必ずというわけではありません）．
- こんな感じの陰影で，抗菌薬が無効であれば，ステロイドを使いたくなるのではないでしょうか…

- OP との鑑別は臨床症状などからは困難ですが，慢性好酸球性肺炎の場合，急性好酸球性肺炎と異なり末梢血の好酸球増多がほとんどの場合にみられる，という点で診断の手がかりになります．

- また，治療の点でも，よく似ている COP（⇒p.138）はステロイド単独〜漸減投与が多く，慢性好酸球性肺炎もステロイド単独で比較的コントロールが得られることが多いので，厳密に診断しなくても，まあ何とか対応は可能かと思われます．

- 慢性好酸球性肺炎の場合，ステロイドを切ろうとすると再燃することがままあって，10 mg 以内の維持量を投与継続することも多いのですが，COP でもそういうことはありますから，結局「漸減していって，10 mg 以下になったらさらにゆっくり減量して，再燃があればそのあたりを維持量とする」という方針で大間違いではないように思われます．

間質性肺炎の急性期の対応

- 間質性肺炎の急性期のイメージといえば…,

■急速に進行する呼吸困難，低酸素血症があって，
■胸部 X 線写真や CT 画像で両側びまん性に濃度上昇（両側真っ白）を認め，
■利尿薬，抗菌薬などの治療に反応しない…

で，そのようなときに「間質性肺炎かも」という話になってくると思いますが，まだこの段階では決めつけることはできません．

- 間質性肺炎以外に，

■ARDS（急性呼吸窮迫症候群）
■心原性肺水腫
■感染症
■肺胞出血
■（急性）好酸球性肺炎

なんかも，上のような特徴がありますから，緊急事態の中であっても，鑑別をきちんと考える必要があります．急性期には何でもかんでもパルスをやればいいってもんじゃありません．疾患ごとに対応は異なります．

■ARDS⇒原因治療＋少しステロイドを使う程度
■心原性肺水腫⇒これはもう心臓の治療．ステロイドは禁忌でしょう．

■**感染症**⇒原因微生物ごとの治療．ステロイドはダメなことが多いものの，
ニューモシスチス肺炎のように必要なことも…
■**肺胞出血**⇒血管炎や SLE，薬剤が原因であれば，パルスなどステロイド大量
を行う．
■**（急性）好酸球性肺炎**⇒ステロイド大量

- 間質性肺炎の急性のやつ，あるいは IPF の急性増悪のときには，通常は以下のよ
うにパルスなどのステロイド大量療法が選択されますが，急性増悪のときには以
前にも触れたようにあまり効果は期待できません．それでも，それしかないので
いっちゃうことが多いでしょう．

▶mPSL（ソル・メドロール®）1 g×3 日間⇒PSL 0.5〜1 mg/kg/日で継続
効果不十分，再燃の場合は，1 週間ごとに繰り返す．

- 治療薬，対応が違う，というものについては，鑑別しなくてはなりません．鑑別
のコツを診断別に挙げてみましょう．

■**ARDS**⇒ARDS を引き起こすような原因があるかを確認する．
■**心原性肺水腫**⇒BNP（脳性ナトリウム利尿ペプチド）や心エコーによる心機
能評価を行う．
■**感染症**⇒あらゆる検体の塗抹（グラム染色）・培養，各種迅速検査．患者背
景，居住，旅行，摂食状況などを確認する．
■**肺胞出血**⇒貧血，血痰や喀血，肺胞出血を引き起こすような原因があるか，
を確認する．
■**（急性）好酸球性肺炎**⇒喫煙習慣を確認する．典型的には「中止していた喫煙
を再開」という病歴あり．ただし例外多数

- ARDS の原因としてよく知られているのは，以下のようなものです．病歴聴取に
よって多くのものが確認できるでしょう．

■感染症，敗血症
■有毒ガス，薬剤
■溺水
■誤嚥
■熱傷，多発外傷
■脂肪塞栓症候群
■肺挫傷

- また，心不全の評価，診断のためには，以下のような事項で確認できるでしょう．

■既往歴（メタボ，心疾患，心房細動…）
■心音でⅢ音やⅣ音，心雑音などを聴取
■呼吸音で crackles や wheezes を聴取
■頸静脈圧上昇所見
■下腿浮腫
■心拡大所見
■BNP，エコー

- 肺胞出血の診断は，直接的には肺胞からの出血を証明する必要があるので，気管支鏡，気管支肺胞洗浄（BAL）を行う必要があります．**洗浄液が血性で，だんだん濃くなってくるようであれば，**肺胞領域からの出血であると診断されます．一方，**だんだん薄くなる場合は，**気管支からの出血であると考えられます．
- 気管支鏡ができない施設では，血痰，喀血＋両側びまん性陰影，それに進行する貧血があれば診断は可能ですが，血痰や喀血を認めない症例も少なからずあるといわれていて，診断に迷うことも少なくないでしょう．

- ただ，肺胞出血の原因としては，

■血管炎
■膠原病

- 薬剤性
- びまん性肺胞障害（DAD）
- 出血傾向（をきたす薬剤）
- 心原性肺水腫
- グッドパスチャー症候群

などがあり，その多くの治療にステロイド大量が使われていることから，必ずしも肺胞出血の診断をしなくても，ステロイドで何とかなっている症例もあるでしょう．でも，血管炎，膠原病，薬剤，出血傾向などは気管支鏡がなくても診断可能ですから，少なくともそちらからの診断は詰めていただきたいところです．

- 急性期の治療をまとめると，結局のところ，以下のように免疫を抑制するくらいしかありません．

▶mPSL（ソル・メドロール®）1 g×3 日間（パルス療法）⇒PSL 0.5〜1 mg/kg/日で継続
効果不十分や再燃の場合には，パルスを 1 週間ごとに繰り返し可

- ステロイドに加える免疫抑制薬としては，急性期には大量がいい，ということでシクロホスファミドを大量に投与する IVCY がよく行われています．また，血管炎の治療には，（点滴でも経口でも）シクロホスファミドが選択されます．

▶シクロホスファミド（エンドキサン®）500〜1,000 mg/回/2〜4 週間ごと．
初回は 500 mg，以降漸増してもよい．または，
▶シクロホスファミド（エンドキサン®）1〜2 mg/kg/日　分 1

- シクロホスファミドは点滴でも経口でも長期投与による害がわかっていて，ほとぼりが冷めたら（半年程度），中止後，アザチオプリンなど他の免疫抑制薬に変更します．
- 経口薬であれば，特発性間質性肺炎に最も効果が高い印象があるのはシクロスポ

リンという印象ですが，膠原病でも皮膚筋炎合併の急性間質性肺炎など，急速に進行するタイプにはマストで使われています．

> ▶ シクロスポリン（ネオーラル®）3.0 mg/kg/日　分 2

- また，「全身性炎症反応症候群に伴う急性肺障害（今でいう ARDS）の改善」を効能・効果として謳うシベレスタット（エラスポール®）も，急性期にはよく使われている印象です．こちらはステロイドや免疫抑制薬のような目立った副作用もなく，使いやすいものではありますが，反面，効くとき？ のステロイドのような「ズバッと効いた感」も薄い印象です．
- シベレスタットは，急性肺障害時に炎症の中心的な働きをする好中球が産生するプロテアーゼ（蛋白分解酵素）の 1 つの，好中球エラスターゼを阻害する薬剤です．本来外敵退治のために産生されるプロテアーゼが，急性肺障害になったときには組織の破壊をしてしまう，ということで，それを防止すべく開発されたものです．

- ステロイド＋免疫抑制薬＋αでもコントロールが悪ければ，PMX-DHP などによる血液浄化療法，血漿交換などが選択肢として挙げられますが，以前に書いた通り「推奨されている」ものではありません．主治医の先生方や施設の方針によってやられていると思われます．

- 急性期びまん性肺疾患の治療，薬物以外のトピックとしては，挿管・人工呼吸管理になった場合での換気様式の工夫が挙げられます．
- いわゆる肺保護換気療法（1 回換気量を 6〜8 mL/kg 程度に絞り，プラトー圧が 30 cmH_2O を超えないようにする）に代表されるように，不要な圧をかけない，あまり吸入酸素濃度（FiO_2）を高くしない，といった戦略が主流になっています．それ以外に，いろいろな理論に基づく換気方式が，人工呼吸器メーカーなどによって数多く提案されてきましたが，明らかに予後を改善する，というようなものはまだ確立されてはいません．

急性期のびまん性肺疾患の取り扱い・まとめ

①ARDS，心不全，薬剤性肺障害を病歴より鑑別する．
②できれば気管支鏡，BAL を行う．これによって感染症，肺胞出血，好酸球性
　肺炎を鑑別可能．施行できない場合，喀痰グラム染色や血液，尿の培養，尿
　中抗原，プロカルシトニン，β-D-グルカンなどの感染症マーカーをできる
　だけ採る．
③膠原病，血管炎を臨床情報から鑑別する．
④ステロイド投与．膠原病，血管炎であれば決まりごとに従っての量，免疫抑
　制薬を追加する．

- 結局ステロイドかい，ということにはなりますが，できるかぎりのことを尽くし
た後のステロイド投与でしたら，やむを得ないのではないでしょうか．

慢性期のびまん性肺疾患の取り扱い・まとめ

- 慢性期のびまん性肺疾患の取り扱いについても，いろいろと病歴などから鑑別が
必要な点は急性期と同じです．

- まず，除外すべき「間質性肺炎以外のびまん性肺疾患」として，

- **感染症**
- **腫瘍**
- **じん肺**
- **リンパ増殖性疾患**
- **サルコイドーシス**
- **アミロイドーシス**

などがあるわけですが，これらは各々，

■**感染症**⇒経過，感染徴候，マーカー
■**腫瘍**⇒HRCT，生検
■**じん肺**⇒粉じん曝露などの病歴，HRCT
■**リンパ増殖性疾患**⇒HRCT，生検
■**サルコイドーシス**⇒HRCT，生検
■**アミロイドーシス**⇒HRCT，生検

などで診断をつける必要があります．そういう意味でも，少なくとも HRCT で，これらの可能性があるかどうかを判定できる施設でなければ，「両側びまん性の陰影を呈する疾患」は取り扱うべきではありません．放射線科医や呼吸器専門医のいる施設にご紹介いただきたいと思います．

- 「そんなことを言っても，急性でヤバい，ってもんでもないのに…，地域の事情で，無理なものは無理なんだ！」という声も聞こえてきそうですが，HRCT は昨今，遠隔診断なども行われていますし，得られる情報量は多いので，「両側びまん性の陰影を呈する疾患」を取り扱うには必須です．お勤めの施設にはぜひお備えいただきたい．
- HRCT でアミロイドーシスやリンパ増殖性疾患，腫瘍性疾患が疑われた場合は，生検しないと診断できません．少なくとも，生検できる施設にご紹介いただく必要があるかと…．生検アプローチの方法としては，経気管支生検，経皮生検（CT，エコーガイド下），縦隔鏡下リンパ節生検，胸腔鏡下肺生検（VATS）があります．これらのうち，少なくともどれかはできる必要があります．これらの疾患，頻度は低いものの，治療は特異的なものになりますので，「疑われる」となった時点で，ご紹介が望ましいかと思います．
- ひょっとすると，両側に陰影⇒とりあえずステロイド⇒効かない⇒そのまま…，のような症例群に，上のような症例が含まれている可能性もあるかもしれませんから．
- 上の症例群を除外でき，HRCT で間質性肺炎だろう，となってくると，次は「原因があるかないか」を見極めることになります．

- 間質性肺炎の原因（⇒p.102～103）となるものを，病歴からできるかぎり拾い上げます．原因別に間質性肺炎を分類し，原因を除去できるものに関しては除去．そして，多くの場合はそれでも症状が続きますから，ステロイドを使用することになります．
- 膠原病や血管炎の存在が（確定診断に至っていなくても）想定される場合，想定される疾患の治療を開始することが多いです．肺病変先行型膠原病の存在を考えると，ステロイドが効くものであれば積極的に使っておきたいところですし，いわゆる「膠原病の香りがする」程度であってもステロイドをまずは使ってみる，というところはあると思います（⇒p.149～155）.

- 間質性肺炎の原因となるものが見当たらない，「膠原病の香りもしない」ということになりますと，それは特発性間質性肺炎，ということになります．
- 特発性であれば，ガイドライン的には VATs や外科的肺生検をしましょう，ということになるのですが，特発性群であることがわかっていて，あえて VATs をやりにいく，というのが，なかなかハードルが高くなります．IPF 以外では，診断によって治療が変わるわけでもないのに（どうせステロイド…），何のためにそんなリスクを冒すのだ，ということです．

- IPF の診断は HRCT のパターンで判断します．UIP パターンだったら，IPF と診断してもいい，ということですね．ですから，HRCT での UIP パターン，というものに精通した放射線科医，または呼吸器専門医の存在が必要となります．
- IPF と診断したら，抗線維化薬を考慮，それから感染対策，酸素療法，肺がん対策，リハビリテーションなど，全人的管理を行います（⇒p.138～144）.IPF 以外であれば，NSIP パターン，OP パターンなどのパターンにもよりますが，基本はステロイド（＋免疫抑制薬）治療を行います（⇒p.135～136，138）.

◎**こんな状況なら専門医に相談を！**
■間質性肺炎を疑うが，診断，治療に迷う場合
■初期治療の効果判定，治療継続か否かに迷う場合
■ステロイド減量で再燃し，治療に迷う場合
■その他，疑問があれば…

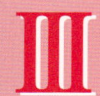

そうだったのか！
知っておくと役立つドレナージ・漢方の知識

1. これでよかった？「胸腔ドレナージ」学び直し：気胸・胸水の 対応に強くなる

- 非専門医の先生方に（専門医の先生方も？）誤解されていることが多いように感じられる事項の1つに，胸腔ドレナージとそれにまつわる手技，処置があります．
- 看護師さんのセミナーをやっていて，ご質問をいただくことが多いのが，「うちのドクターはドレナージのときにこんな指示を出すのですが，これでいいのですか？」というもの．
- 非専門の先生方ならある程度のところは我流でされるのもやむを得ないのかもしれませんが，明らかに間違ったことをされていると，看護師さんはじめメディカルスタッフの皆さんが困ってしまいます．

- そこで，間違いやすいところを中心に，改めて胸腔ドレナージにまつわる手技，処置の説明をしておきたいと思います．

気胸の機序

- ■「気胸のときに胸腔ドレナージを入れる，で，肺がふくらんだらクランプして，それから抜去する」
- ■「なかなかリークが止まらなかったら，まず癒着術をする」

- これらは正解でしょうか？　微妙ですね…

- 気胸とはどのような状態で，何のためにドレナージをしているのか，癒着術とは何をしているのか，それをご理解いただければ，きっと間違いも生じないはず．

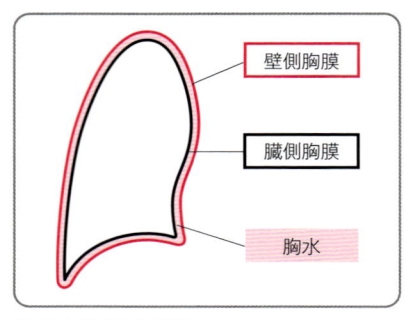

通常の胸膜の状態

- 気胸とは，臓側胸膜，ないしは壁側胸膜（＋胸壁）に孔があいて，空気が胸腔内に侵入したことを指します．通常いわれる「自然気胸」は前者で，外傷や医原性に起こる気胸は後者が多いです．後者を，機序の違いを強調して「外気胸」と呼ぶこともあります．

- 通常，壁側胸膜と臓側胸膜とはピッタリくっついていて，間には空気はなく真空状態です．

- ピッタリくっついた状態では動きが制限されますので，ツルツル動けるように間に少量の胸水が存在して，潤滑油の働きをしています．胸水の量は 5〜10 mL 程度といわれています．

- 臓側胸膜に孔があいて，空気が肺から胸腔内に漏れてくるのが自然気胸，壁側胸膜（＋胸壁）に孔があいて，空気が胸腔内に入ったものが外気胸です．

- で，気胸の治療とは何をしているのか．ドレナージにはどういう効果があるのか．

- それは簡単ですね．胸腔内に入った空気を抜く，ということです．自然気胸の場合，空気が抜けることで肺がしぼみます．しぼむと肺にあいた孔も小さくなり，塞がってきます．多くのケースでは，こうして自然と孔は塞がるのです．

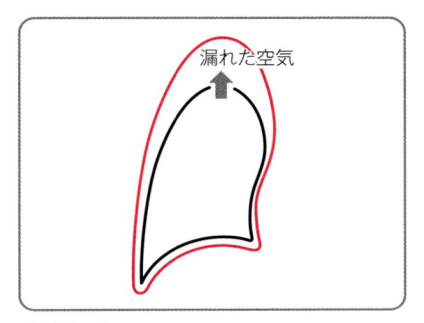

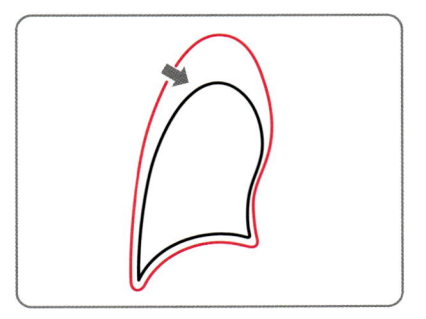

自然気胸
臓側胸膜に孔があいて，肺から胸腔に
空気が漏れる．

外気胸
壁側胸膜に孔があいて，胸腔に空気が
入る．

気胸のときの胸腔ドレナージ

- 孔は塞がっても，肺外（胸腔内）には空気が残っています．この空気は，なかなか吸収されていかないので，肺はずっと縮んだ状態になります．このままでは具合が悪いので，肺外の空気を抜くために胸腔ドレナージを行うのです．

- もし完璧に孔が塞がっていれば，その時点でそこに存在する空気を抜いてしまえばいいわけで，ドレナージチューブを留置せず脱気だけでもいいはずです．しかし孔が塞がっていなければ，再び肺から空気漏れが起こるでしょう．ドレナージチューブを留置しチェストドレーンバックなどにつなぐことで，孔があいて，エアリークが出ているかどうかが確認できます．管理しやすい，ということでドレナージチューブを挿入されることが多いようです．

- ちなみに，通常患者さんは昼間立位，ないし坐位が多いので，肺は重みで下がつぶれ，肺尖部に空気が残っていることが多いものです．ですから，ドレナージの先端は肺尖にあるべきですね．

- エアリークがなくなったら胸部 X 線写真を撮り，再膨張を確認してクランプし，虚脱のないことを確認して抜去，というのが，通常なされている手順でしょう．

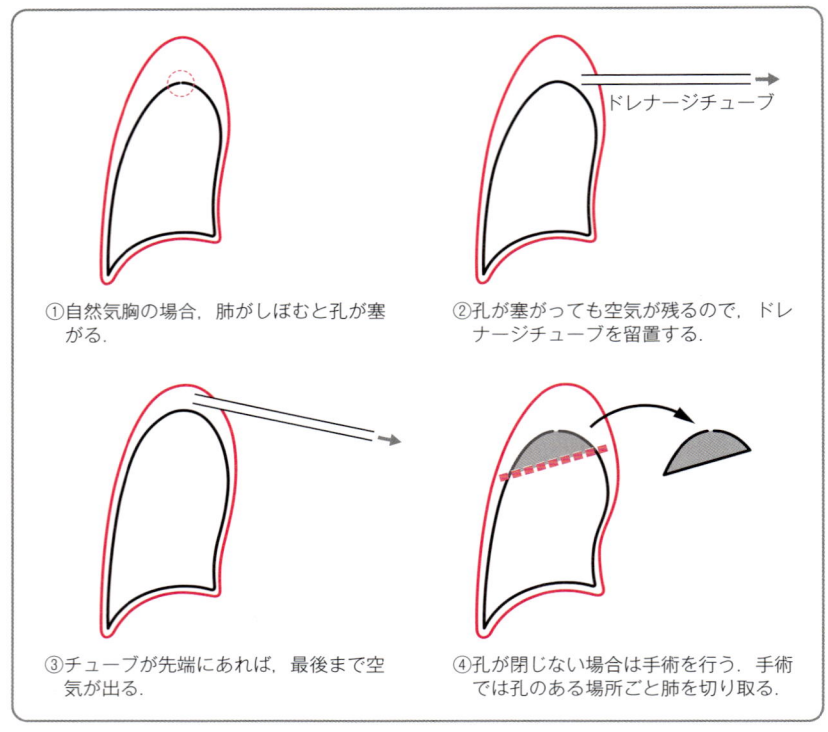

①自然気胸の場合，肺がしぼむと孔が塞がる．

②孔が塞がっても空気が残るので，ドレナージチューブを留置する．

ドレナージチューブ

③チューブが先端にあれば，最後まで空気が出る．

④孔が閉じない場合は手術を行う．手術では孔のある場所ごと肺を切り取る．

胸腔ドレナージと手術

- さてそれでは，なかなか孔が閉じない（＝エアリークが止まらない）ときにはどうするか．確実なのは手術でしょう．昨今では胸腔鏡下で侵襲も少なく，孔のある場所ごと肺を切り取る手術が行われています．若くてリスクの少ない症例ではまず手術が選択されます．

気胸のときの自己血注入

- しかし，これが高齢者，特に喫煙者で COPD があり，呼吸機能が不良で手術にはリスクが高い，てな場合，よく行われているのはまず自己血注入です．
- これは患者さん自身の血液を注射器で抜いて，そのままドレナージチューブから注入するもので，合併症の危険が少なく比較的気軽？ にできますので結構普及

しているようです．原理としては，血液が凝固してカサブタができ，それで孔を塞ぐことを期待するわけです．ですから，厳密な意味の「癒着術」とは少し違います．

- 効果としてはビシッと治る，というものではありませんが，1回よりも複数回行うほうが成功率が高い，50 mL よりも 100 mL のほうが成功率が高いなどとされています．リスクの高い患者さんでも合併症の危険が少ない，というのはありがたいものです．

自己血注入の手順

- 自己血注入のやり方といってもいくつか流儀があるようですが，ウチでやっているのはこんな感じです．参考までにご紹介します．Dumire らの方法[1]に則っています．

①患者さんからの静脈採血を行います．
②その血液をそのままドレナージチューブから胸腔に注入します．
③血液がチューブ内で凝固しチューブが閉塞するのを防止するために，チューブの途中を身体から 60 cm 程度の高さに持ち上げて保持します．このとき，チューブのクランプは行いません．クランプする流派もあるようですが，クランプしたら固まりやすいという意見もあります．水封にしておくことで，血液はチューブ内を（呼吸に合わせて）行ったり来たりしますが，60 cm の高低差は乗り越えられず，排出はされません．
④2 時間待ちます．その間一般的には体位変換をすることが多いです．決まったものはありませんが，「仰臥位⇒右下側臥位⇒腹臥位⇒左下側臥位」のように 4 方向で 1 時間，てな感じがわかりやすいです．
⑤2 時間経過したら，クランプを解除し−15 cmH$_2$O で吸引を開始します．チューブの閉塞がしばしば起こりますので，肺の虚脱がないか，適宜確認します．チューブが閉塞したら肺の虚脱がないか，改めて胸部 X 線写真で確認します．
⑥エアリークが止まり，肺の再膨張が得られたら成功です．

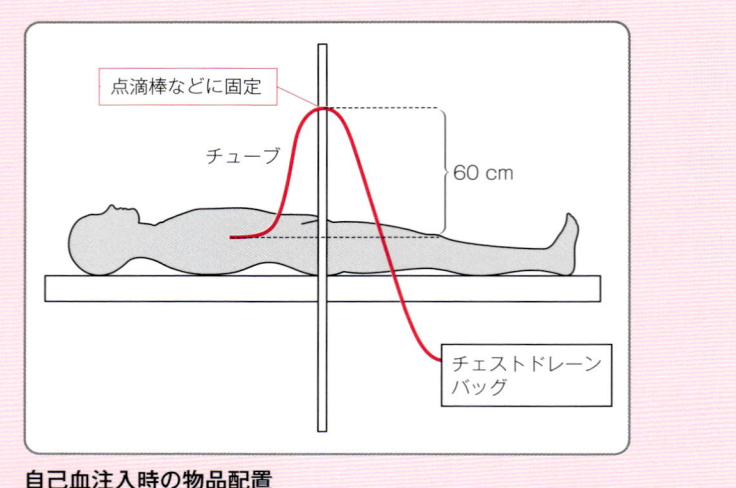

自己血注入時の物品配置

⑦1回でエアリークが止まらなくても，何度も繰り返すことができるのがこの
方法のいいところ．また①から繰り返します．採血しすぎて貧血にならない
よう注意してください．

気胸のときの胸膜癒着術

- 一般的に癒着術といわれているものは，前述の自己血注入とは意味合いが異なり
ます．読んで字のごとく，壁側胸膜と臓側胸膜を物理的に癒着させてはがれない
ようにすることで，縮んだ肺をふくらませた状態に保とう，という考え方です．

- **自己血注入は孔をカサブタで塞ぐ，**という発想ですが…，**癒着術は壁側胸膜と臓
側胸膜を糊付けする，**と理解していただくといいでしょう．

- 癒着術に使う糊は，実際の糊というよりは，刺激性の炎症を起こすような薬剤が
よく使われます．それゆえに施行後疼痛や発熱はほぼ必発で，薬剤の注入前にリ
ドカイン（キシロカイン®）を入れて疼痛を軽減する試みが行われています．

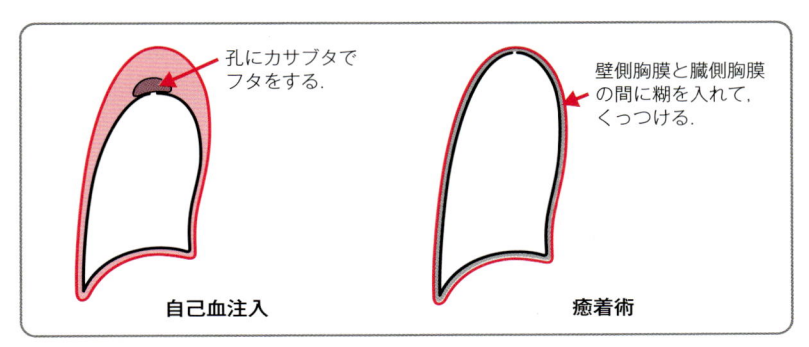

孔にカサブタで
フタをする.

壁側胸膜と臓側胸膜
の間に糊を入れて,
くっつける.

自己血注入　　　　　　　　癒着術

自己血注入と癒着術

- 気胸の癒着術に糊の代わりに使用する薬剤は，テトラサイクリン系抗菌薬［ミノサイクリン（ミノマイシン®）など］が中心です．タルク（ユニタルク®），ピシバニール® など，より成功率が高いといわれているものは悪性胸水，がん性胸水にしか適応がありません．最近では 50％ブドウ糖やポビドンヨードの報告がありますが，まだ一般的とは言えません．

- ウチでやっている具体的な手順は以下の通りです．この手順にもさまざまな流儀があるようです．逆に言うと，決定的なエビデンスが何もない，ということです．

①1％キシロカイン® 10〜20 mL をドレナージチューブから胸腔に注入します．

②ミノマイシン® 100〜200 mg＋生理食塩水 100 mL を点滴ラインにつなぎ，ドレナージチューブから胸腔に注入します．

③チューブのクランプを行います．固めるのが目的なので，自己血のように薬剤は動かしません．

④2 時間待ちます．その間一般的には体位変換をすることが多いです．決まったものはありませんが，自己血注入と同じように，「仰臥位⇒右下側臥位⇒腹臥位⇒左下側臥位」のように 4 方向で 1 時間，てな感じがわかりやすいです．

⑤2 時間経過したら，クランプを解除し−15 cmH$_2$O で吸引を開始します．チューブの閉塞がしばしば起こりますので，肺の虚脱がないか，適宜確認し

> ます．チューブが閉塞したら肺の虚脱がないか，胸部 X 線写真で改めて確認
> します．
> ⑥エアリークが止まり，肺の再膨張が得られたら成功です．

胸水貯留の場合

- 胸水が貯留した（**胸水貯留**），そういう場面でもドレナージを行います．
- 胸水は常に産生され，吸収されています．諸説あるようですが，胸水は壁側胸膜の毛細血管由来で，胸腔を通過して壁側ないし臓側胸膜にて吸収されます．1 日に産生される胸水の量は数十〜数百 mL といわれています．
- 胸水の産生が増加した，または吸収が少なくなった，ということで胸水（の異常に多い量の）貯留が起こります．もともと健常者でも 5〜10 mL は貯留しているわけですから，あえて「貯留」というのは，それよりもずいぶん多くて，胸部 X 線写真やエコーなどで画像的に確認できる状態のことをいいます．

- 胸水でも，心不全や低アルブミンなど，圧力によって滲み出してくる漏出性胸水は，その圧力を軽減させる治療を優先し，ドレナージは通常行いません．

- 一方，がんや感染症，結核などの病変があって血管透過性が亢進して出てくる滲出性胸水，特に内科的？（投薬による）治療で改善が期待できないような病態では，ドレナージを施行します．
- 細菌性肺炎に随伴する胸水でも，素直なもの（膿胸のように固まる傾向のないもの）であれば抗菌薬投与で治癒が期待できます．また，結核性胸膜炎でも抗結核薬のみで治ることが多く，こういうものでは必ずしもドレナージとはなりません．

- 感染症でしたら，やはり**膿胸**．膿胸では抗菌薬の効果が期待しにくく，ドレナージなしでは治療になりません．
- 肉眼的に胸水が膿性であるとか，pH<7.2 であるとか，画像で隔壁が見える，などとなりますと，早急にドレナージが必要でしょう．ボヤボヤしているとすぐに隔壁がカチカチになって部屋がたくさんできてしまい，ドレナージしても部分的

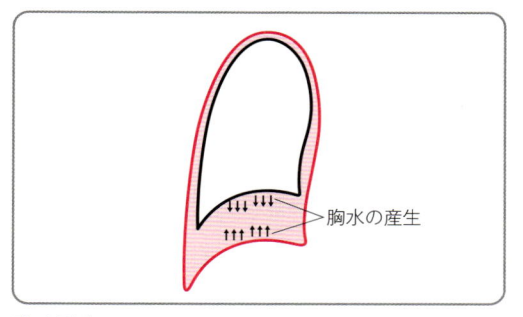

胸水貯留
胸水産生の増加，吸収の減少により生じる．

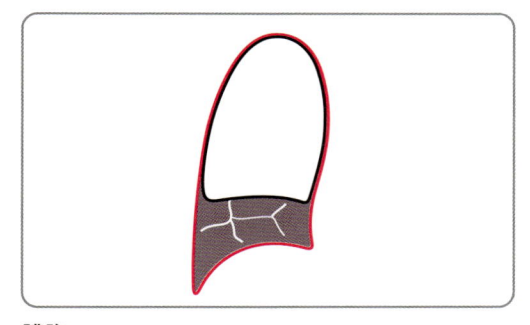

膿胸
膿性の胸水，pH<7.2，画像で隔壁を認める．

にしか水が抜けない，ということになります．

- ドレナージでうまく胸水が抜けない，固まりつつある状態では，胸腔鏡によってフィブリンの膜（壁）を掻破・洗浄する治療が必要になります．「胸腔鏡ができない」「施設に呼吸器（の手術ができる）外科医がいない」などの場合は，患者さんの状況によってはウロキナーゼや t-PA といった線維素溶解薬を注入します．

▶ウロキナーゼ 12 万単位＋生理食塩水 100 mL　1 日 1 回　3 日間．点滴ラインにつないで全開で注入後，2 時間程度クランプ，その後開放

がん性胸水の場合

- がん性胸膜炎から**がん性胸水**が生じてきた場合，胸膜にできた播種病変を縮小させる方法は全身化学療法しかありません．しかしながら，分子標的治療や，小細胞肺がんなどの一部の化学療法を除いては，胸膜播種病変に対して効果を期待するのは難しいです．
- 胸膜播種病変が進展すると胸水はどんどん増えてきます．そしてだんだん肺を圧迫して虚脱させ，低酸素や呼吸困難をきたしたり，アルブミンが胸腔内に漏れ漏れになることで倦怠感や悪液質の原因になったりします．
- そこで，全身化学療法でコントロールの難しいがん性胸水に対しては，ドレナージを挿入して胸水を排液し，その後に胸膜癒着術を施行することが多いです．
- 胸膜癒着術では，気胸の場合と同様，刺激性・炎症を起こすような薬剤で壁側胸膜と臓側胸膜をくっつけます．悪性胸水に適応のあるタルク，ピシバニール® がよく使われますが，テトラサイクリン系抗菌薬を併用したりもします．

がん性胸水に用いる薬剤と使用手順

1）タルク（ユニタルク®）

- タルクは使用量が多い場合に ARDS（急性呼吸窮迫症候群）が発症した，ということで，保険の縛りがありますが，成功率はまあいいようです．
- 以下に，添付文書より本剤の特徴を述べた項目を抜粋します．

【効能・効果】 悪性胸水の再貯留抑制
【効能・効果に関連する使用上の注意】 本剤は悪性胸水の再貯留抑制のために使用し，腹水の減少を目的として本剤を使用しないこと．
【用法・用量】 通常，成人には，本剤（4 g/バイアル）を日局生理食塩液 50 mL で懸濁して，胸膜腔内に注入する．

[ユニタルク® 添付文書．http://unitalc.jp/product/download_list/unitalc_pr.pdf（2018 年 1 月閲覧）より抜粋]

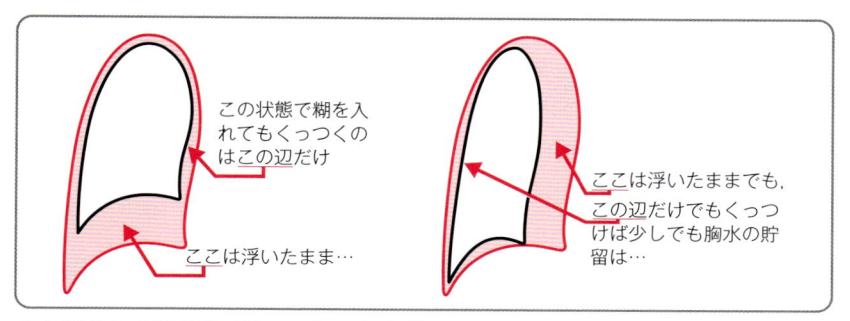

がん性胸水の癒着術では，一部でも再膨張していれば癒着術を試みることがある

- タルク投与でまれに発現することが知られている ARDS は，10 g 以上のタルクの投与で発現率が高いとされています．安全性を考慮し，5 g を超えるタルクの投与は避けるべきとの報告があることから，追加投与や両側胸腔への投与など，総投与量が 5 g を超えるような投与法については認められていません．
- それ以外にも選択基準，除外基準，いくつかの注意点がありますので，実際に使う場合には「ユニタルク® 適正使用ガイド」[2]を参照してください．

2) ピシバニール®

- もともと抗がん剤として開発された薬剤ですが，今や抗がん剤としては用いられなくなっており，その炎症惹起性を利用した癒着剤としてのみ使われています．
- 他の一般的な薬剤と異なり，KE という単位を使いますが，5〜10KE を生理食塩水 100 mL などに溶かして使います．他の薬剤同様，ドレナージチューブから注入し，クランプ⇒体位変換⇒吸引，という手順となります．
- 癒着術の手順は，気胸のときとほぼ同じですが，とにかく大事なことは，「肺がきちんと再膨張して，壁側胸膜と臓側胸膜がピッタリ接触している状態で行う」ということでしょう．胸水が残っていて，胸膜が離れている状態で薬剤を入れても，糊付け効果は期待しにくいですから，胸水が抜けてしまってからやるほうがいいでしょう．

- 「ドレーンから胸水が出なくなるまで待つのですか？」とよく尋ねられますが，特

にがん性胸水だと毎日相当量の胸水が出続けていることは多いです．胸水の産生はあっても，肺が再膨張さえしていれば，癒着術は試みるべきです．また，すでに胸膜播種病変によって臓側胸膜がカチカチになり，完全には再膨張が得られない，というケースでも，一部でもくっつけば…，ということで行われることもあります．

①1％キシロカイン® 10～20 mL をドレナージチューブから胸腔に注入します．
②薬剤（ユニタルク®，ピシバニール®，ミノマイシン® など）＋生理食塩水 50～100 mL を点滴ラインにつなぎ，ドレナージチューブから胸腔に注入します．
③チューブのクランプを行い，2 時間待ちます．
④その間，体位変換（仰臥位⇒右下側臥位⇒腹臥位⇒左下側臥位のように，4 方向で 1 時間）を行います．
⑤2 時間経過したら，クランプを解除し－15～－20 cmH$_2$O で吸引を開始します．チューブの閉塞がしばしば起こりますので，肺の虚脱がないか，適宜確認します．チューブが閉塞したら肺の虚脱がないか，胸部 X 線写真で改めて確認します．
⑥排液量が 1 日 150～200 mL になったらドレナージチューブを抜去します．

2. 呼吸器が専門でないドクターのための「呼吸器漢方」の基礎知識

- ところで感冒，急性上気道炎，それに慢性の咳症状があったりするときに，漢方薬を使われるドクターも少なくないようですから，この機会に，漢方薬についてちょっと触れたいと思います．

- 漢方薬を使っておられるのをみていると，まだまだ「病名に対して漢方薬」「症状に対して漢方薬」という使い方が多いのですね．かぜに葛根湯，咳に麦門冬湯，鼻汁に小青竜湯，胃炎に六君子湯，みたいな．
- どうしても私たちは西洋風の医学を学んできていますから，「病名に対しての薬」「症状に対しての薬」に慣れています．でも漢方薬というのは，本来はそういう使い方はマッチしないことが多いもの．証（しょう）という身体所見を手がかりに処方を考えていく，というのが筋です．
- でも漢方初心者にとって，証を診る，というのはハードルが高いもの．私も何度かセミナーに参加しましたが，正直マスターするのはなかなか難しいように思いました．
- それでも漢方薬は，使いようによっては西洋薬よりも有用であることも．ハマると患者さんにスゴく喜んでいただけますので，こちらもハマります．ですからまったく眼中に入れない，というのももったいないと思うのです．
- じゃあやっぱり，西洋風に割り切って，「病名に対しての薬」「症状に対しての薬」という使い方でいいじゃないか，としてしまうと，やはり「ハズレ」も結構起こってしまう．一度「ハズレ」ると，ドクターも患者さんも「やっぱり漢方はそんなに効かないんだ」と漢方嫌いになってしまうんですね〜．これはモッタイナイ．
- そういうわけで，「ちゃんと証を診るのはハードルが高いけれど，できたら大ハズレを避けたい」というワガママな方（私のことです…）向けに，最低，この漢方薬のクセを知っておけば…，というものをまとめたいと思います．

- 私自身，漢方の理論体系をしっかり学んだわけではありませんのでまったくえらそうなことは言えませんが，呼吸器系の漢方に関しては割と多く処方して，それなりの経験を積んでいるかと思います．そこで，できるだけ漢方独特の言い回しを使わずに，漢方をうまく使うためのコツというか知識を紹介したいと思います．

麦門冬湯

- ちょっと変わったお名前のこのお薬ですが，「間違って使われている漢方薬ランキング」ではおそらくトップクラスに位置するのではないかと思います．
- 多くの非専門医（呼吸器ではなく，漢方の…）の先生方にとって，麦門冬湯のイメージって，

> 「(単なる) 咳止め」

ではありませんか？　あるいは「単なる咳止めの上に足す咳止め薬」みたいな．

- 麦門冬湯が有名になったのは，「咳嗽に関するガイドライン第 2 版」の感染後咳嗽の治療薬の項目で取り上げられて以降かなあと思うのですが，そのおかげで「とりあえずしつこい咳に，デキストロメトルファン（メジコン®）に加えて処方する薬」と扱われている現場を大変よく見かけるのですが．
- その使い方では，残念ながらハズレも多いのではないかと思います．

- 麦門冬湯の本来の使い方は，乾性咳嗽（空咳）に使う，というものです．湿性咳嗽に使っても効きません．
- いや，添付文書の効能・効果には「痰の切れにくい咳，気管支炎，気管支喘息」と書いてあるじゃないか！　どういうことだ！　とお叱りの声もあるかと思いますが，効かないものは効かないのです．
- 痰の切れにくい咳，ということは，気道が乾燥していて，痰の粘稠度が上がり，切れにくくなった，ということで，まず，乾燥ありき」なのですね．
- どちらかというと，喉とか上気道が乾燥してイガイガして，それで咳が出る，そういう状況に適した薬です．間違っても痰がよく出る咳に使ってはいけません．
- たとえば，「シェーグレン症候群の口腔乾燥や咽頭のつかえ感」に麦門冬湯を使う，と聞けば，何となく方向性がイメージできるのではないでしょうか．
- 咳喘息でも麦門冬湯がうまくいった，麦門冬湯で十分，みたいなことをいわれることもありましたが，個人的には，ホンマもんの咳喘息には長期的に考えて吸入ステロイド（ICS）を使うべきだ，と思っていて，麦門冬湯で十分だった，とい

うのは，多分に感染後咳嗽症例が含まれていた症例群であったか，長期予後までは観察されていないのでは，と推察します．

- 逆に，感染後咳嗽のような，感染も治まって痰もなくなった，でも空咳が続く，そういう状態にはぴったりフィットするのではないかと思います．

- そんなわけで，麦門冬湯を「痰を伴う咳」に使うのはやめましょう．

- それにしても昨今では「漢方薬の西洋医学的エビデンス」がたくさん蓄積されています．それはそれで結構なことですが，それを強調するあまりに「証（＝向き不向き）」を無視することになっては本末転倒ではないか，とも思います．漢方には漢方の理論体系が積み重ねられているのですから，それを無視して西洋流でいっても，うまくいきません．あくまで最低限であっても，漢方の世界の理論に乗って処方されるのが間違いなかろうと思います．
- 先生方におかれましては，「○○に漢方の△△が効いた」という言葉だけに惑わされず，少しばかり「向き不向き」も知っておいていただけましたら幸いです．

清肺湯

- こちらは読んで字のごとくといいますか，肺を清める感じの作用です．肺の熱を冷ます，ということがいわれています．
- 添付文書には「粘稠で切れにくい痰が多く咳嗽が遷延化した場合に用いる」とあります．ニュアンスとしては麦門冬湯の適応症例よりもウェット，かつ炎症を伴う感じでしょうか．たぶん昔でいう「慢性気管支炎」とか，慢性下気道感染症のような「炎症」を伴う，痰の絡む咳に対して使います．ただの去痰薬，として使うと肩すかしを食います．
- 抗炎症効果を期待して使いますので，それほど長期間にわたって使う，というものではありません．症状が軽快したらお休み…，延々と使うものではない，と思っておきましょう．

小青竜湯

- こちらもよく使われていると思いますが，こちらの使い方はシンプルでしょう．アレルギー性鼻炎・花粉症などで，水様鼻汁，くしゃみが出る病態に使います．「眠気の出ない抗アレルギー薬」みたいな触れ込みで紹介されたりもしますが，上気道以外に抗アレルギー効果があるわけではありません．

- こちらは目的がカッチリしている分，ハズレも少ない印象ですが，ともかく「水様鼻汁，くしゃみ」に対して使います．たとえ感冒であっても，水様鼻汁，くしゃみの症状を軽減させます．
- 気管支炎に使用しても効果があるようですが，清肺湯とは異なり膿性痰でなくサラサラの水様痰にいいようです．結局のところ，水様分泌物を減らす，そういう理解でよろしいかと．
- 特徴的な所見としては振水音といって，心窩部を圧すとポチャポチャ音がする，そういう人が合う，とされています．これも，おそらく水が余っている，そういう所見なのでしょう．

半夏厚朴湯

- これは個人的に，しばしば抜群の切れ味をみせてくれる，お気に入りの処方です．呼吸器領域ではもっと頻用されていいのではないかと思います．
- まず一番相性がいいのは，まさに添付文書の通り，

> 「気分がふさいで，咽喉・食道部に異物感があり，時に動悸，めまい，嘔気などを伴う次の諸症：不安神経症，神経性胃炎，つわり，せき，しわがれ声，神経性食道狭窄症，不眠症」

↑↑↑　ここにすべて書いてあります！

- 呼吸器外来には「息が苦しい，吸いにくい」という主訴で来られる患者さんがたくさんおられます．もちろん器質的疾患がある場合はその治療が絶対ですし，画

像的に何もない…というときには，特に気管支喘息の診断はしっかり考える必要がありますが，器質的疾患が否定されて，「何もないぞ，さて，どうしよう？」となったときに，この処方が使えるかどうかを吟味していただきたいところです.

- 器質的疾患がない.で，「気分がふさいで，咽喉・食道部に異物感があり，時に動悸，めまい，嘔気などを伴う」ような訴えがあるか，よく聴き取っていただきたい，と思います.「不安神経症」「神経性胃炎」「つわり」「せき」「しわがれ声」「神経性食道狭窄症」「不眠症」といった病名がつきそうな雰囲気のケースでは，よい適応になると思います.

- だいたい，前胸部（胸骨あたり）を指して，「この辺がつっかえる感じがしませんか？」と尋ねたときに，「そうそう，そうなんです！（わかってもらえた！）」みたいな反応が返ってくるときは，ハマりやすい印象です.

- ただ処方するときに気をつけていることは，そういう雰囲気の患者さんですので，説明がかなりカギを握っているという点でしょうか.説明には当然，患者さんのキャラクターを考慮してあたる必要がありますが，典型的には…，

これまでにあちこちドクターショッピングをしてきたAさん.

「Aさん，やはりこれまでもそうでしたが，おっしゃる症状の原因になるような病気は検査の上では見つかりませんでした.こういう場合，ストレスとか昔でいう自律神経の乱れみたいなことでそういう症状が出ることがあって…」

ここでAさんが「ストレス！あります！」とか，「自律神経ですか…，わかります」みたいな反応であれば，

「そういう状態を緩和する薬は，西洋の薬だと抗不安薬，みたいなことになるんですけど…」

そこでAさんが「そういう薬，ちょっと抵抗がありますね…，怖いですね…」みたいな反応になったところで，

> 「それだったら，もっとマイルドな漢方薬で，そういう症状によく効くものがありますよ」

…みたいな説明ですかね．こういうやりとり，結構よくやってます．

- 半夏厚朴湯のもう一つの使い道は，誤嚥です．誤嚥といっても，誤嚥性肺炎を繰り返すみたいな，マジもんの誤嚥ではなくて，食事時にむせるといった程度の誤嚥です．

- 「ずっと咳が出て困っている」慢性咳嗽で，「どういうときに出ますか？」「お食事のときにはむせたりしませんか？」と尋ねて，「そうですね」「食事時によくむせます」と言われたときには使用を考えたいところです．割と喜んでいただけます．

- 喉のつかえる感覚に対して効果的だと書きましたが，実際に嚥下がうまくいかず，ものがつかえる，という現象に対しても有効だ，ということなのかもしれません．嚥下〜食道通過，というところを何となく？ 改善させる効果を持つと考えていただくとわかりやすいと思います．

- ただ，ある限度を超えたマジもんの誤嚥に対しては，あまり効果は期待できないようです．誤嚥性肺炎に対して予防効果を期待して投与されたりもしていますが，肺炎を予防する，というデータは得られていません．

柴朴湯

- わかりやすくいえば，（半夏厚朴湯＋小柴胡湯）÷2 が柴朴湯です．

- 半夏厚朴湯の咳，息苦しさを抑える効果と，小柴胡湯の抗炎症効果を併せ持つものです．気道炎症に対応する，ということで気管支喘息に適応，みたいな扱いになっています．

- 決して ICS などに取って代わるものではなく，作用機序の異なる，補助薬的な位置づけがよろしいかと．個人的には，喘息で精神的に抑うつ傾向があるものの，抗うつ薬までは…？ というニュアンスの患者さんで，ICS などのコントローラーを使ってもなんだか不安定，情動発作に伴って喘息発作も出てしまう，そんな感じのときに手応えがあります．

- 昔ある先生が，「柴胡は psycho（サイコ）の問題に効くンや」とおっしゃっていて，なるほどな〜と感心した記憶があります．語呂合わせは本当に記憶に残るものです．

- ある病院に勤めていたときに，そこは漢方に理解がなくて，10 種類くらいしか処方できなかったのですが，「半夏厚朴湯」は処方できなくて，「柴朴湯」だけが処方できたのです．
- で，やむを得ず，誤嚥によるむせの患者さんとか，咽喉・食道部の異物感，つかえ感に「柴朴湯」を使わざるを得ませんでした．結果，精神的問題を抱えているケースではそれなりによかったのですが，そうでない場合，やはり効果は落ちる印象でした．このあたりが使い分けできるようになると，漢方が面白くなると思います．

葛根湯

- かぜ症候群，急性上気道炎のときによく使われていると思いますが，決して「葛根湯≒PL 配合顆粒®」ではありませんから注意が必要です．ご存じの方も多いかと思いますが，葛根湯は「肩こり」に使いますね．
- で，私がそうなのですが，スゴく肩が凝ると，かぜ気味になるのですね．血行が悪くなって免疫が低下するのでしょうか．その，かぜの引き始めのとき，というのは発熱や悪寒があっても発汗があまり起こらない時期があって，そのときに葛根湯を使います．そうすると少し体温が上がって発汗する．
- こういう葛根湯が効果を現す時期は，かぜの引き始めのごく初期だけで，葛根湯を飲んで発汗するとちょっと楽になる，これで葛根湯の役目は終わりなのです．ですから，「葛根湯 1 週間分」とかいわれると違和感がありますね．
- もちろん，肩こりに対して長期間投与，というのは，ある意味本来の使い方ですからいいと思いますが，「かぜに葛根湯」はごく初期だけのことで，その後は症状に応じた処方が必要になってきます．

- なお，食欲不振，腹痛などの副作用で知られる麻黄（後述）ですが，葛根湯にも麻黄が入っているので，ある程度体力のある成人，胃腸がしっかりしている人に

向いています．「なんか漢方だから安全だろう」と，高齢者のかぜとかに使うとうまくいかないかもしれません．

麻黄湯

- こちらは「インフルエンザに麻黄湯」で有名になりました．でも実は，葛根湯によく似た成分なのです．前述のように葛根湯に入っている「葛根」には頸のこりを抑える作用があるので，そちらを目標に使いますが，麻黄湯の役目は，葛根湯でもあった「体温を今よりも少し上げて発汗させる」ところにあります．
- インフルエンザで高熱が出るのは，免疫力を高めるため，といわれています．それを後押しする感じでしょうか．加えて，麻黄（≒エフェドリン）にある気管支拡張効果が，咳や呼吸困難に効きます．麻黄には充血緩和効果（血管を収縮させる）もあり，鼻症状にも効くようです．
- また，関節リウマチにも効能があることからわかるように，関節痛のあるインフルエンザに効果がある，というわけです．
- ただ，葛根湯と同じく，ある程度体力のある成人，胃腸がしっかりしている人に向いていますし，汗をかいて解熱し出したら，その役目は終わり，と考えるのがいいでしょう．

香蘇散

- 少しマニアックになってきたかもしれません．葛根湯も麻黄湯も，麻黄が入っているのでちとキツい．ある程度体力のある成人，胃腸がしっかりしている人に向いています，と書きました．
- では高齢者，体力の弱っている人には何がいいのか，症状や証によって，いろいろな候補があるかと思いますが，無難？　というか，無害というか，香蘇散というものを知っておくと役立つことがあると思いますのでご紹介．

- 香蘇散の添付文書には，「ADL の低下を伴う人，著しく胃腸が虚弱な人の感冒のごく初期に用いる」とあります．漢方，西洋薬問わず，胃腸が弱くてかぜ薬が無理，という場合，また抑うつ傾向のある人の感冒にも使われます．メリットとし

て，「合わない」ことによるトラブルがないといわれているので，気軽に使ってみることができます．

- かぜに使うのであれば罹患初日の，症状が軽度であるときに用いる，といいますが，もともと元気がなくてふさぎ込みがちな人が，かぜで体調を崩してしまうのを支える，というニュアンスでしょうか．
- かぜにこだわらず，むしろ気分を晴れやかにする効果のほうがメリットとしては大きいかもしれません．あまり強くない作用ですが，このぐらいのほうが飲みやすい，と言ってもらえることもあります．

- また，ちょっと不思議な効果として，香蘇散は魚アレルギーによる蕁麻疹にも効果があるといいます．ただし魚に限ります．そんなところから，いろいろなアレルギーがあって，少しふさぎ込みがちな人に使ってみると割とよい，そういう経験を何例かしています．

● 文献

I 章　これならできる！ "せき" の鑑別診断アプローチ

A. 急性の "せき"

1. 感冒：せいぜい数日の経過なら…　　　　　　　　　　　　　　　　　　　（⇒p.2）

■なし

2. 感冒以外の急性感染症を鑑別する　　　　　　　　　　　　　　　　　　（⇒p.3～11）

1) 日本呼吸器学会 成人肺炎診療ガイドライン 2017 作成委員会（編）：成人肺炎診療ガイドライン 2017，日本呼吸器学会，東京，2017
2) Gupta SK et al：Evaluation of the Winthrop-University Hospital criteria to iden-tify *Legionella pneumonia*. Chest **120**：1064-1071, 2001

B. 長引く慢性の "せき"　　　　　　　　　　　　　　　　　　　　　　　（⇒p.12）

1) 日本呼吸器学会 咳嗽に関するガイドライン第 2 版作成委員会（編）：咳嗽に関するガイドライン第 2 版，日本呼吸器学会，東京，2012

1. まずは喘息かどうか？　　　　　　　　　　　　　　　　　　　　　　　（⇒p.13～17）

1) 日本アレルギー学会喘息ガイドライン専門部会（監），「喘息予防・管理ガイドライン 2015」作成委員会（作成）：喘息予防・管理ガイドライン 2015《成人・ダイジェスト版》，協和企画，東京，2015
2) 日本呼吸器学会 喘息と COPD のオーバーラップ（Asthma and COPD Overlap：ACO）診断と治療の手引き 2018 作成委員会（編）：喘息と COPD のオーバーラップ（Asthma and COPD Overlap：ACO）診断と治療の手引き 2018，日本呼吸器学会，東京，2018
3) Dweik RA et al：An official ATS clinical practice guideline：interpretation of exhaled nitric oxide levels（FENO）for clinical applications. Am J Respir Crit Care Med **184**：602-615, 2011

2. 胸部 X 線写真で異常なし＋喘息と決められないときの鑑別は？　　　　（⇒p.18～30）

1) 日本呼吸器学会 咳嗽に関するガイドライン第 2 版作成委員会（編）：咳嗽に関するガイドライン第 2 版，日本呼吸器学会，東京，2012
2) Irwin RS：Chronic cough due to gastroesophageal reflux disease：ACCP evi-dence-based clinical practice guidelines. Chest **129**（1 Suppl）：80S-94S, 2006
3) 日本呼吸器学会 COPD ガイドライン第 4 版作成委員会（編）：COPD（慢性閉塞性肺疾患）診断と治療のためのガイドライン第 4 版，メディカルレビュー社，東京，2014（注：2018 年 4 月に新版刊行予定）
4) 日本呼吸器学会 喘息と COPD のオーバーラップ（Asthma and COPD Overlap：ACO）診断と治療の手引き 2018 作成委員会（編）：喘息と COPD のオーバーラップ（Asthma and COPD Overlap：ACO）診断と治療の手引き 2018，日本呼吸器学会，東京，2018

3. 胸部 X 線写真で異常ありの場合は何を考える？　　　　　　　　（⇒p.31〜32）

　　■なし

4. こんな咳嗽もあります　　　　　　　　　　　　　　　　　　　（⇒p.33〜34）

　　■なし

Ⅱ章　非専門でもここまでやれる！　診療のポイント

1. 感冒の治療　　　　　　　　　　　　　　　　　　　　　　　　（⇒p.35〜37）

　　■なし

2. 喘息の治療　　　　　　　　　　　　　　　　　　　　　　　　（⇒p.38〜49）

1) Masi AT et al：The American College of Rheumatology 1990 criteria for the classification of Churg-Strauss syndrome（allergic granulomatosis and angiitis）. Arthritis Rheum **33**：1094-1100, 1990
2) Greenberger PA：Allergic bronchopulmonary aspergillosis. J Allergy Clin Immunol **110**：685-692, 2002

3. COPD の治療　　　　　　　　　　　　　　　　　　　　　　　（⇒p.50〜54）

1) 日本呼吸器学会 喘息と COPD のオーバーラップ（Asthma and COPD Overlap：ACO）診断と治療の手引き 2018 作成委員会（編）：喘息と COPD のオーバーラップ（Asthma and COPD Overlap：ACO）診断と治療の手引き 2018，日本呼吸器学会，東京，2018
2) 2015 Asthma, COPD and Asthma-COPD Overlap Syndrome（ACOS）. http://ginasthma.org/asthma-copd-and-asthma-copd-overlap-syndrome-acos/（2018 年 1 月閲覧；利用者の氏名，メールアドレスを入力するとダウンロードが可能です）

4. 肺炎の治療　　　　　　　　　　　　　　　　　　　　　　　　（⇒p.55〜63）

1) 日本呼吸器学会 成人肺炎診療ガイドライン 2017 作成委員会（編）：成人肺炎診療ガイドライン 2017，日本呼吸器学会，東京，2017

5. 肺結核，肺非結核性抗酸菌症の診断と治療　　　　　　　　　　（⇒p.64〜84）

1) Sester M et al：Interferon-γ release assays for the diagnosis of active tuberculosis：a systematic review and meta-analysis. Eur Respir J **3**：100-111, 2011
2) 日本結核病学会非結核性抗酸菌症対策委員会，日本呼吸器学会感染症・結核学術部会：肺非結核性抗酸菌症診断に関する指針—2008 年．結核 **83**：525-526，2008. https://www.kekkaku.gr.jp/commit/ntm/200804sisin.pdf（2018 年 1 月閲覧）
3) 日本結核病学会非結核性抗酸菌症対策委員会，日本呼吸器学会感染症・結核学術部会：肺非結核性抗酸菌症化学療法に関する見解—2012 年改訂．結核 **87**：83-86，2012. https://www.kekkaku.gr.jp/commit/ntm/201202.pdf（2018 年 1 月閲覧）
4) Griffith DE et al：An official ATS/IDSA statement：diagnosis, treatment, and prevention of nontuberculous mycobacterial diseases. Am J Respir Crit Care Med **175**：367-416, 2007

5) 日本結核病学会治療委員会：抗結核薬使用中の肝障害への対応について．結核 **82**：115-118，2007．https://www.kekkaku.gr.jp/commit/yobou/200501.pdf（2018 年 1 月閲覧）

6) 日本結核病学会治療委員会：抗結核薬の減感作療法に関する提言．結核 **72**：697-700，1997．http://www.kekkaku.gr.jp/ga/ga-1.htm（2018 年 1 月閲覧）

7) 竹下佳利，井上美奈香：エタンブトール投与量と視神経症の発症率．臨眼 **57**：687-690，2003

8) 厚生労働省：重篤副作用疾患別対応マニュアル：難聴（アミノグリコシド系抗菌薬，白金製剤，サリチル酸剤，ループ利尿剤による），2010．http://www.mhlw.go.jp/topics/2006/11/dl/tp1122-1p01.pdf（2018 年 1 月閲覧）

9) 日本結核病学会非結核性抗酸菌症対策委員会：肺非結核性抗酸菌症に対する外科治療の指針．結核 **83**：527-528，2008．https://www.kekkaku.gr.jp/commit/ntm/200804.pdf（2018 年 1 月閲覧）

10) 日本結核病学会非結核性抗酸菌症対策委員会，日本呼吸器学会感染症・結核学術部会：肺非結核性抗酸菌症化学療法に関する見解—2012 年改訂．結核 **87**：83-86，2012．https://www.kekkaku.gr.jp/commit/ntm/201202.pdf（2018 年 1 月閲覧）

11) 日本結核病学会（編）：結核診療ガイドライン，第 3 版，南江堂，東京，2015

6. 慢性気道感染症の治療：こんがらがった病態とマクロライド問題　　（⇒p.85〜91）

1) 工藤翔二ほか：びまん性汎細気管支炎にたいするエリスロマイシン少量長期投与の臨床効果に関する研究：4 年間の治療成績．日胸疾患会誌 **25**：632-642，1987

2) Wong C et al：Azithromycin for prevention of exacerbations in non-cystic fibrosis bronchiectasis（EMBRACE）：a randomised, double-blind, placebo-controlled trial. Lancet **380**：660-667, 2012

3) Altenburg J et al：Effect of azithromycin maintenance treatment on infectious exacerbations among patients with non-cystic fibrosis bronchiectasis：the BAT randomized controlled trial. JAMA **309**：1251-1259, 2013

4) Serisier DJ et al：Effect of long-term, low-dose erythromycin on pulmonary exacerbations among patients with non-cystic fibrosis bronchiectasis：the BLESS randomized controlled trial. JAMA **309**：1260-1267, 2013

5) Albert RK et al：Azithromycin for prevention of exacerbations of COPD. N Engl J Med **365**：689-698, 2011

6) Yamaya M et al：Macrolide effects on the prevention of COPD exacerbations. Eur Respir J **40**：485-494, 2012

7) 日本呼吸器学会 COPD ガイドライン第 4 版作成委員会（編）：COPD（慢性閉塞性肺疾患）診断と治療のためのガイドライン第 4 版，メディカルレビュー社，東京，2014（注：2018 年 4 月に新版刊行予定）

8) 日本呼吸器学会 咳嗽に関するガイドライン第 2 版作成委員会（編）：咳嗽に関するガイドライン第 2 版，日本呼吸器学会，東京，2012

9) Tsuji T et al：Nontuberculous mycobacteria in diffuse panbronchiolitis. Respirology **20**：80-86, 2015

10) Griffith DE et al：Clinical and molecular analysis of macrolide resistance in *Mycobacterium avium* complex lung disease. Am J Respir Crit Care Med **174**：928-934, 2006

11) JAID/JSC 感染症治療ガイド・ガイドライン作成委員会（編）：呼吸器感染症治療ガイドライン，日本感染症学会・日本化学療法学会，東京，2014

7. 肺がん化学療法の考え方 (⇒p.92〜100)

1）Common Toxicity Criteria, Version 2.0 Publish Date April 30, 1999. https://ctep.cancer.gov/protocolDevelopment/electronic_applications/docs/ctcv20_4-30-992.pdf（2018 年 1 月閲覧）

8. 絶対困る間質性肺炎・肺線維症 (⇒p.101〜168)

1）Travis WD et al：An official American Thoracic Society/European Respiratory Society statement：Update of the international multidisciplinary classification of the idiopathic interstitial pneumonias. Am J Respir Crit Care Med **188**：733-748, 2013

2）日本呼吸器学会薬剤性肺障害の診断・治療の手引き作成委員会（編）：薬剤性肺障害の診断・治療の手引き，日本呼吸器学会，東京，2017

3）長尾大志：レジデントのためのやさしイイ胸部画像教室，日本医事新報社，東京，2014

4）Okamoto T et al：Seasonal variation of serum KL-6 and SP-D levels in bird-related hypersensitivity pneumonitis. Sarcoidosis Vasc Diffuse Lung Dis **31**：364-367, 2015

5）Raghu G et al：An official ATS/ERS/JRS/ALAT statement：idiopathic pulmonary fibrosis：evidence-based guidelines for diagnosis and management. Am J Respir Crit Care Med **183**：788-824, 2011

6）Hansell DM et al：Fleischner Society：glossary of terms for thoracic imaging. Radiology **246**：697-722, 2008

7）Sumikawa H et al：Computed tomography findings in pathological usual interstitial pneumonia：relationship to survival. Am J Respir Crit Care Med **177**：433-439, 2008

8）Sumikawa H et al：Pathologically proved nonspecific interstitial pneumonia：CT pattern analysis as compared with usual interstitial pneumonia CT pattern. Radiology **272**：549-556, 2014

9）日本呼吸器学会びまん性肺疾患診断・治療ガイドライン作成委員会（編）：特発性間質性肺炎診断と治療の手引き，第 3 版，南江堂，東京，2016

10）Noble PW et al：Pirfenidone in patients with idiopathic pulmonary fibrosis（CAPACITY）：two randomised trials. Lancet **377**：1760-1769, 2011

11）King TE Jr et al：A phase 3 trial of pirfenidone in patients with idiopathic pulmonary fibrosis. N Engl J Med **370**：2083-2092, 2014

12）Taniguchi H et al：Pirfenidone in idiopathic pulmonary fibrosis. Eur Respir J **35**：821-829, 2010

13）Richeldi L et al：Efficacy of a tyrosine kinase inhibitor in idiopathic pulmonary fibrosis. N Engl J Med **365**：1079-1087, 2011

14）Richeldi L et al：Efficacy and safety of nintedanib in idiopathic pulmonary fibrosis. N Engl J Med **370**：2071-2082, 2014

15）難病情報センター：特発性間質性肺炎. http://www.nanbyou.or.jp/entry/302（2018 年 1 月閲覧）

16）Cottin V et al：Combined pulmonary fibrosis and emphysema：a distinct under-recognised entity. Eur Respir J **26**：586-593, 2005

17）Cottin V, Cordier JF：The syndrome of combined pulmonary fibrosis and emphysema. Chest **136**：1-2, 2009

18）Wells AU, Denton CP：Interstitial lung disease in connective tissue disease--

mechanisms and management. Nat Rev Rheumatol **10**：728-739, 2014
19）Nakamura Y et al：Nonspecific interstitial pneumonia in collagen vascular diseases：comparison of the clinical characteristics and prognostic significance with usual interstitial pneumonia. Sarcoidosis Vasc Diffuse Lung Dis **20**：235-241, 2003
20）竹原和彦ほか：強皮症における診断基準・重症度分類・治療指針 2007 改訂版（厚生労働科学研究費補助金難治性疾患克服研究事業），2007．http://www.nanbyou.or.jp/pdf/019_l.pdf（2018 年 1 月閲覧）
21）日本循環器学会ほか：肺高血圧症治療ガイドライン（2012 年改訂版），2012．http://www.j-circ.or.jp/guideline/pdf/JCS2012_nakanishi_h.pdf（2018 年 1 月閲覧）
22）Cottin V, Cordier JF：Eosinophilic pneumonias. Allergy **60**：841-857, 2005

Ⅲ章　そうだったのか！ 知っておくと役立つドレナージ・漢方の知識

1．これでよかった？「胸腔ドレナージ」学び直し　　　　　　　（⇒p.169〜180）

1）Dumire R et al：Autologous "blood patch" pleurodesis for persistent pulmonary air leak. Chest **101**：64-66, 1992
2）坂　英雄ほか（監）：ユニタルク® 適正使用ガイド，ノーベルファーマ，東京，2015．http://unitalc.jp/product/download_list/unitalc_gm.pdf（2018 年 1 月閲覧）

2．呼吸器が専門でないドクターのための「呼吸器漢方」の基礎知識　（⇒p.181〜190）

■なし

索　引

◀ 著者紹介 ▶

長尾 大志（ながお たいし）

1993 年	京都大学医学部医学科 卒業
1993 年	京都大学胸部疾患研究所（現 京都大学呼吸器内科）入局
1994〜1996 年	住友病院内科
1996〜2000 年	京都大学大学院博士課程（慢性型間質性肺炎の画像組織学的検討）
2000〜2001 年	京都大学医学部附属病院呼吸器内科 医員
2001〜2003 年	KKR 京阪奈病院（現 枚方公済病院）内科 医員
2003 年	ブリティッシュコロンビア大学 博士研究員
2005 年	滋賀医科大学呼吸器内科 医員
2006 年	同 助手
2007 年	同 助教
2012 年	同 学内講師
2015 年	同 講師
2017 年	同 教育医長（兼任）

2013（平成 25）年度滋賀医科大学ベストティーチャー賞 受賞
2016（平成 28）年度滋賀医科大学ベストティーチャー賞 受賞

日本内科学会指導医・専門医・認定医
日本呼吸器学会指導医・専門医
日本呼吸ケア・リハビリテーション学会代議員

検査ができない!? 専門医がいない!?
現場で役立つ呼吸器診療レシピ

2018 年 3 月 10 日　発行	著　者　長尾大志
	発行者　小立鉦彦
	発行所　株式会社 南 江 堂
	〒113-8410 東京都文京区本郷三丁目 42 番 6 号
	☎（出版）03-3811-7236　（営業）03-3811-7239
	ホームページ http://www.nankodo.co.jp/
	印刷・製本 三報社印刷
	装丁 花村 広

Respiratory Medical Treatment Recipe at the Bedside
© Nankodo Co., Ltd., 2018

定価は表紙に表示してあります．
落丁・乱丁の場合はお取り替えいたします．
ご意見・お問い合わせはホームページまでお寄せください．

Printed and Bound in Japan
ISBN978-4-524-23789-0